中等职业教育新形态教材

供中等职业教育护理等医学相关专业使用

人际沟通

（第2版）

主 编 孙 畅 杨翠红

编 者 （按姓氏汉语拼音排序）

覃继佳（四川省宜宾卫生学校）

孙 畅（哈尔滨市卫生学校）

杨翠红（广东省连州卫生学校）

张笑琳（广东黄埔卫生职业技术学校）

张艳凤（包头医学院卫生健康学院）

科学出版社

北 京

内 容 简 介

本教材是依据教育部《中等职业学校护理专业教学标准》，结合最新《护士执业资格考试大纲（试行）》编写而成。本教材具有如下特点：①教材与护士执业资格考试接轨，清晰标注考点，并针对每个考点匹配试题，便于学生巩固所学知识。②每章节先由案例导入教学，引导学生思考，着力培养学生的“爱心、细心、耐心、责任心”。③注重理论与实践相结合，知行合一。每一章针对理论的学习，都有相对应的实践训练，让学生边学边练，提高学生将来在临床工作中的实践能力，为将来的临床工作打下良好基础。④注重加强学生职业素养教育，着力培养学生的人文修养。⑤结合当前大数据时代特点，设计“医者仁心”模块，将课程思政融入教学各个环节，提高学生学习兴趣和职业素养。⑥课程内容紧密连接临床医护工作，实现教学内容与工作岗位相对接，帮助学生更好地理解将来临床工作过程中的沟通技巧等问题，提高学生以后临床工作的效率。

本教材可供中等职业教育护理等医学相关专业学生使用。

图书在版编目（CIP）数据

人际沟通 / 孙畅，杨翠红主编. —2 版. —北京：科学出版社，2024.1
中等职业教育新形态教材
ISBN 978-7-03-077270-1

Ⅰ. ①人… Ⅱ. ①孙… ②杨… Ⅲ. ①护理学–人际关系学–中等专业学校–教材 Ⅳ. ①R47

中国国家版本馆 CIP 数据核字（2023）第 247717 号

责任编辑：张立丽 / 责任校对：周思梦
责任印制：赵 博 / 封面设计：涿州锦辉

科学出版社 出版
北京东黄城根北街 16 号
邮政编码：100717
http://www.sciencep.com
保定市中画美凯印刷有限公司印刷
科学出版社发行 各地新华书店经销
*
2018 年 5 月第 一 版 开本：850×1168 1/16
2024 年 1 月第 二 版 印张：5 1/2
2025 年 7 月第十次印刷 字数：132 000

定价：39.80 元

（如有印装质量问题，我社负责调换）

前　言

党的二十大报告指出："人民健康是民族昌盛和国家强盛的重要标志。把保障人民健康放在优先发展的战略位置，完善人民健康促进政策。"贯彻落实党的二十大决策部署，积极推动健康事业发展，离不开人才队伍建设。党的二十大报告指出："培养造就大批德才兼备的高素质人才，是国家和民族长远发展大计。"教材是教学内容的重要载体，是教学的重要依据、培养人才的重要保障。本次教材修订旨在贯彻党的二十大精神和党的教育方针，落实立德树人根本任务，坚持为党育人、为国育才。

本教材是中等职业教育新形态教材之一，本教材依据教育部《中等职业学校护理专业教学标准》，结合最新《护士执业资格考试大纲（试行）》编写而成。教材编写紧贴时代，立足专业，突出培养学生的有效沟通能力，充分体现了教材的科学性和实用性。

从家庭到学校，再到社会，沟通无处不在。每个人都需要学会并在学习、生活和工作中恰当地使用沟通技巧。教材从中职学生的学情出发，蕴含实用的理论知识，包括人际认知理论、心理学理论等。各章节通过案例导入，引发学生思考，遵循知行合一的教育规律；每章课后自测题的设置，既有针对护士执业资格考试考点设计的试题，也有贴近学生校园生活、家庭生活及职场实际的实用沟通技巧练习题，旨在培养学生的职业技能和就业能力。

本教材的编写注重引导中职学生从"校园人"到"社会人"的转变，以培养学生人际沟通能力为主线，以提升学生人际沟通能力为核心，遵循由易到难、循序渐进的原则，从基础入手、由浅入深，将理论知识与案例分析相结合，帮助学生建立起牢固的知识体系；从心理学的角度分析学校中和家庭中常见的沟通问题，引导学生用理论知识指导沟通实践；从具体的职场情境中筛选常见的情景，通过"实践训练"练习，学生将所学理论知识应用到实际生活和工作中，真正达到学以致用的目的。

本教材在修订过程中受到了各编者老师及其所在单位的大力支持，在此表示感谢！由于编者水平有限，可能存在不足之处，敬请广大读者批评、指正！

编　者

2023 年 10 月

配 套 资 源

欢迎登录“中科云教育”平台，**免费**数字化课程等你来!

本教材配有图片、视频、音频、动画、题库、PPT课件等数字化资源，持续更新，欢迎选用!

“中科云教育”平台数字化课程登录路径

电脑端

- 第一步：打开网址 http://www.coursegate.cn/short/4GQKB.action
- 第二步：注册、登录
- 第三步：点击上方导航栏“课程”，在右侧搜索栏搜索对应课程，开始学习

手机端

- 第一步：打开微信“扫一扫”，扫描下方二维码

- 第二步：注册、登录
- 第三步：用微信扫描上方二维码，进入课程，开始学习

PPT 课件，请在数字化课程中各章节里下载!

目　录

第1章 绪论

沟通是人与人之间建立联系的最主要形式，无论社会如何进步，科技如何发展，个体都无法孤立生存。每个社会成员在日常生活、学习和工作中，都需要与他人进行沟通。通过沟通，人们可以交流思想、传递情感、适应社会、提高生存质量。正确认识沟通的重要性、掌握沟通知识与技能、培养良好的沟通能力是幸福生活、事业成功的基础。

对于医护专业学生来说，开展人际沟通教育尤为重要。因为医护人员是为人们的健康服务的，工作中必须与患者互动。随着医学模式的转变和整体护理的实施，现代医护工作不仅要求全面关注患者的心理、生理和社会需求，还要求医护人员具备丰富的专业知识。然而，许多医学术语和专业知识对于普通患者及患者家属来说难以理解。因此，医护人员必须具备良好的语言沟通能力，才能获得患者和家属的理解和信任，从而建立良好的医患关系，顺利完成医护工作任务。为了成为一名合格的“白衣天使”，医护专业学生必须认真学习人际沟通课程。

第1节 沟通概述

案例 1-1

患者，女性，60 岁。因心前区剧痛而由家属护送急诊入院，既往患冠状动脉粥样硬化性心脏病（冠心病）5 年。心电图检查提示急性前壁心肌梗死。入院后患者表情痛苦，面色苍白，四肢厥冷，脉搏细弱，血压偏低。患者家属在病房外焦急地等待，新来的护士小李负责接诊患者。为了尽快详细地了解患者的情况，以便找出护理问题，制订符合患者情况的护理计划，她一个接一个地提问，患者却皱着眉头不想回答。

问题： 1. 患者为什么不愿回答护士的问题？

2. 护士小李该如何与患者及其家属沟通？

一、沟通的概念和意义

（一）沟通的概念

随着社会信息化进程加速，沟通变得越来越快捷，也越来越重要。沟通一词最早出现在《左传·哀公九年》中，“秋，吴城邗，沟通江淮”，其原意是指挖一条沟，使两条原本不相通的河流的水相通，后用于泛指使两方相通连。正如原本互不了解的双方，通过沟通、交流彼此的意见，达到相互理解、情感融通的状态。

沟通是人与人之间交换意见、观点和情感的过程，通过一定手段将可理解的信息、思想和情感在两个或两个以上人群中传递或交换。沟通大致包括以下几层含义。

1. 沟通是信息的传递。

2. 沟通不仅传递信息，更需要被充分理解。

3. 有效的沟通需准确理解信息的含义，进而沟通双方达成一致的意见。

4. 沟通大多数时候是一个双向、互动反馈和理解的过程。

（二）沟通的意义

沟通是建立良好人际关系的基础，对于人们维护身心健康、提高认知能力、协调人际关系等方面都具有重要的作用和意义。

1. 沟通是个体生存、发展的必要条件

（1）沟通是个人社会属性的基本要求　人具有自然属性和社会属性，而社会属性是人的根本属性。每个人都必须在人际交往中与他人建立联系、沟通认知和情感，才能获得个体生存、发展所需要的物质条件、知识能力和情感力量。因此，与他人沟通就成为人的一种内在的基本需求。

（2）沟通是个人事业成功的重要条件　良好的沟通能力能够帮助人们在工作中更好地理解他人的需求和期望，更清晰地表达自己的想法，提高工作效率。同时，有效沟通可以建立良好的人际关系，获得更多的机会和资源。因此，具备良好的沟通能力对于个人事业发展至关重要。

（3）沟通是个人提高认知的重要渠道　不论读书还是交谈，均是沟通的一种方式。通过读书，人们可以获得知识、开阔视野、启发智慧，更好地认识世界、理解人生。而交谈能使人们更加深入地理解他人的想法，借鉴他人的经验智慧，从而提高个人认知水平，有效解决问题。例如，学生通过阅读人物传记等书籍，可以了解他人的人生，培养同理心。

（4）沟通是个人身心健康的重要保障　随着现代社会生活节奏加快，人们普遍压力较大。通过与亲朋好友沟通，倾诉自己的喜怒哀乐，人们能够有效缓解心理压力，消除孤独、焦虑等不良情绪，并且通过情感交流可以增加安全感、幸福感，维护身心健康。相反，如果一个人失去了与他人沟通的机会，常常会变得心理失调，罹患心理疾病的风险也更高。

2. 沟通是协调人际关系的重要方法

（1）沟通是建立人际关系的起点，也是协调人际关系的重要手段　在人际交往中，由于个人的成长经历、观点立场等存在差异，矛盾和冲突是难以避免的。此时，良好的沟通可以帮助双方相互理解、消除误会，从而将矛盾转化为增进双方人际关系发展的契机。相反，如果无法有效沟通，矛盾可能会进一步升级，破坏人际关系并降低工作效率。因此，有效沟通对协调个人与家庭成员、服务对象、工作伙伴等的关系非常重要。

（2）沟通在协调社会关系中也起着至关重要的作用　通过广泛而及时的沟通，社会成员可以共同了解社会规范，形成正确的舆论导向和行为标准，从而保持良好的社会秩序。例如，要发挥道路交通安全规则的作用，需要通过教育、普法等多种渠道向公众传达交通安全规则的内容，以及交警运用肢体动作指挥交通等方式向社会成员传达交通规范的信息，人们共同了解和遵守，才能保证道路交通的安全有序。

3. 沟通是做好医护工作的基本要求　沟通能力是医护人员的一项重要技能，由于住院患者绝大部分时间是和医护人员打交道，因此沟通更是医护人员必须掌握的一项基本功。通过良好的沟通，医护人员可以综合各方面有关疾病的信息，为患者制订安全有效的治疗方案和护理计划，保证决策最优化；可以帮助患者了解疾病信息、减轻焦虑恐惧，助力患者尽快康复；可以建立和谐的医患关系、同事关系，营造轻松积极的工作氛围，保证医疗和护理工作的安全顺利进行。

二、沟通的要素

沟通的基本要素包括信息发送者、信息内容、信息通道、信息接收者、信息反馈和信息背景六个要素。

（一）信息发送者

信息发送者又被称为信息源或者信息传播者，主要指拥有信息并试图进行沟通的人或组织。信息发送者是掌握沟通主动权的人（或组织），他们可以根据自己的目的和需求来选择何时、何地及采用何种方式进行沟通。信息发送者在沟通中起着主导作用，一般来说，信息发送者的沟通态度、知识水平、沟通技巧直接影响沟通效果。因此，信息发送者要注意考虑信息接收者的需求和反应，以建立有效的双向沟通关系。例如，在护患沟通中，护理人员多为信息发送者，应注意根据患者和患者家属的知识水平、情绪心理等实际情况，采用通俗易懂、关心友善的语言进行沟通。

（二）信息内容

信息内容是指信息的内在含义，是对事物特征的表述。信息内容往往附加沟通者的观念、态度和情感。在日常交往中，信息内容包括了各种形式的交流内容，如自我介绍、观点阐述、情感表达、建议和指导，以及非语言沟通信息等。在护患沟通中，护理专业的知识和技能是沟通的主要信息内容。

（三）信息通道

信息通道是指信息通过编码在传递过程中的流通渠道，即信息从一个人传递到另一个人所经过的途径或媒介。它涵盖了人们感知信息的五种感官，以及语言、文字、图像、表情和行为动作等多种传递信息的方式。例如，网络沟通的信息通道主要包括文字沟通（如微博、QQ、微信）及视听沟通（如视频、语音）等形式。一般来说，信息发送者（如教师、护士）在传递信息时使用的信息通道越多，对方越能全面、准确地理解信息内容。

（四）信息接收者

信息接收者是指在信息传递过程中接受信息的一方。信息接收过程包括接收、解码、理解三个步骤。首先，信息接收者必须处于接收状态；其次，信息接收者将收到的信息符号进行解码，即将符号信息还原为有意义信息。例如，在收到“您已成功购买 G2486 次车票”短信后，信息接收者需要知道“G”代表高铁、“2486”代表车次，才能将符号信息还原为有意义信息，明白短信的含义是成功购买了车次为 2486 的一张高铁票。最后，信息接收者根据自己的知识、经验和思维方式来理解信息内容。个人的思维方式受到多种因素的影响，如文化背景、教育水平、个人兴趣爱好等。因此，同样的信息可能在不同的人中产生不同的理解和反应。随着沟通过程的变化，信息发送者和信息接收者可以相互转换角色。

（五）信息反馈

信息反馈是指信息接收者把接收信息的情况及对信息的理解反馈给信息发送者，以供核查，确定信息传递成功或纠正偏差的过程。及时有效的反馈是沟通成败的关键，只有当信息发送者所传递的信息与信息接收者所接收到的信息相一致，才能形成有效沟通。一般情况下，面对面的沟通可以提供更直接、迅速的反馈，因为此时语言信息和眼神、表情、动作等非语言信息均可即时传递、快速互动。然而，通过辅助沟通手段进行的沟通往往会削弱反馈的效果。例如，在使用传呼器或监护仪等设备时，护士可能无法立即获得患者的表情和回应等反馈，在这种情况下，护士应通过加强病房巡视、与患者面对面沟通等方式来获得更准确、及时的反馈。

（六）信息背景

信息背景是指与特定信息相关的上下文或环境。信息背景一般包括时间背景、环境背景（沟通场所）、沟通双方的心理背景（情绪、态度）、社会背景（社会角色，如教师、学生、护士、患者等）、文化背景（学历、民族）等。综合考虑信息背景，才能准确理解信息的含义，确保沟通目的的顺利达成。例如，护士在与患者沟通时必须考虑患者的个人背景、文化差异、心理状态等因素，否则就不能准确地把握患者的需求，导致无法提供恰当的护理服务。

考点 沟通的要素

三、沟通的类型

根据分类标准的不同，沟通可分为以下多种类型。

（一）语言沟通与非语言沟通

根据信息载体的不同，沟通可分为语言沟通和非语言沟通。

1. 语言沟通　以语言文字作为信息载体，又可细分为口语沟通和书面语沟通两种方式。

（1）口语沟通　是指借助口头语言进行的信息传递与交流互动。口语沟通是人们最常用的交流方式，如交谈、演讲、讨论等。口语沟通一般具有亲切灵活、反馈迅速、不可备查等特点。

（2）书面语沟通　是一种以文字为媒体的信息传递方式。这种沟通形式主要包括文件、报告、信件、书面合同等。书面语沟通一般比较正式、准确，具有权威性，同时具有备查功能，常可作为法律依据。

2. 非语言沟通　是指在人际交流中，不采用语言作为表达工具，而是通过其他非语言方式传递信息的过程。这些非语言方式包括声音、面部表情、手势、姿势和身体动作等。此外，人们的生理吸引力、沟通的环境、沟通的距离、时间因素，以及情绪表情等也属于非语言沟通的范畴。非语言沟通既可以单独使用，也可以作为语言沟通的辅助形式。它有时比语言沟通更真实、表达效果更好。

（二）直接沟通与间接沟通

根据沟通时是否借助工具，沟通可分为直接沟通和间接沟通。

1. 直接沟通　是指不通过任何中介或第三方的参与，信息发送者和接收者之间直接进行的信息传递和交流，如面对面交谈、演讲、课堂教学、线下会议等。直接沟通信息反馈及时、充分，思想交流全面、深刻，情感交流自然、真实，沟通效果往往优于间接沟通。

2. 间接沟通　是指通过某种中介或第三方进行的沟通。这些媒介可以是个人媒介，如书信、电话等；也可以是大众媒介，如电视、广播、报刊、网络等。这类沟通方式正日益增多，它拓展了人际沟通的范围，提升了沟通的效率。

（三）正式沟通与非正式沟通

根据沟通的组织系统分类，沟通可分为正式沟通和非正式沟通。

1. 正式沟通　指通过正式的组织程序和组织所规定的正式渠道进行的沟通，如召开会议、课堂教学、工作汇报、文件的上传下达等。正式沟通具有沟通渠道比较固定、权威性高、准确度高等特点，缺点是传播速度慢、互动不足。

2. 非正式沟通　通过正式规章制度和正式组织程序以外的其他各种渠道进行的沟通，如朋友聚会聊天、小道消息传播等。其特点是形式灵活、传播速度快、人们更易表达真实的思想情感，缺点是信息准确度不高，容易失真。在自媒体时代，信息的获取途径非常广泛，但其中存在许多虚假信息和谣言。因此，需要对非正式沟通渠道获得的信息进行甄别和验证，以确保所接收到的信息真实可信。同时，也需要注意自己的表达方式，避免因不当言论引起误解或争议。

（四）单向沟通和双向沟通

根据沟通信息有无反馈，沟通又可分为单向沟通和双向沟通。

1. 单向沟通　是指信息发送者只发送信息，接收者只接纳信息的沟通方式，如作报告、看电视、网络搜索、发布命令等。单向沟通具有接受面广、信息传递快的优点，但缺乏反馈，容易造成误解。在单向沟通时信息发送者要注意考虑信息接收者的接受能力、信息内容的完整性和准确性，才能提高沟通效率。

2. 双向沟通　是指信息的发送者和接收者之间进行持续的位置交换。在双向沟通中，发送者以协商和讨论的姿态面对接收者，发出信息后需要及时听取反馈意见，必要时双方可以进行多次重复沟通。由于双方可以及时反馈和校正信息，双向沟通比单向沟通信息准确度更高，且有助于建立良好的人际关系和增强双方的信任感。但双向沟通的缺点是信息传递速度相对较慢，需要更多的时间和精力来交流信息。

（五）上行沟通、下行沟通和平行沟通

根据沟通的信息流向，沟通可分为上行沟通、下行沟通和平行沟通。

1. 上行沟通　是一种下级向上级反映意见的沟通方式，旨在为管理者提供一条听取员工意见、想法和建议的途径，如护士向护士长汇报工作，学生、教师向学校领导提供教学反馈等。它的功能在于组织决策层能够及时准确地了解组织内部运行状况、成员的意见及建议，从而做出符合实际的正确决策，具有非命令性、民主性、主动性和积极性等特点。

2. 下行沟通　信息由组织层次的较高处流向较低处，旨在控制、指示、激励及评估的一种沟通方式。下行沟通多用于上级将政策、目标、制度、规则等内容传达给下级，如国家法

律法规、上级文件、班级通知等。它的主要功能是安排工作、布置任务，具有指令性、法定性和权威性等特点。

3. 平行沟通　又被称为横向沟通或水平沟通，主要指组织内同层级或部门间的信息交流。平行沟通多用于各部门的协调合作及朋友间的感情交流，如医生与护士的沟通、同学间的互动等。它的功能在于协调组织成员之间的人际关系，加强合作，增进友谊，具有非命令性、协商性和双向性等特点。

（六）有意沟通和无意沟通

根据沟通者是否具有明确的沟通意识，沟通可分为有意沟通和无意沟通。

1. 有意沟通　是指每一个沟通者对自己沟通的目的都有所意识。这种形式的沟通包括了日常生活中的各种交流方式，如谈话、打电话、演讲、写信、写文章等。即使是看似无目的的闲聊，实际上本身也是有目的的，因为沟通者可以通过闲聊消磨时光、排解孤独。

2. 无意沟通　是指沟通者在与他人进行信息交流时，并没有意识到沟通的发生和信息的交流。例如，白天护士巡视病房时，发现患者睡着了，会不自觉地放轻脚步和压低声音；几个学生同时在实训室里练习操作，无论认识与否，都会不自觉地比一个人练习时更认真。这些现象说明无意沟通不仅经常发生，而且广泛存在。

考点 沟通的类型

第 2 节　人际沟通概述

一、人际沟通的概念与特征

（一）人际沟通的概念

人际沟通是沟通的一个重要领域，是指人们在共同活动中彼此交流思想、感情和知识等信息的过程。

人际沟通自古就有，从“结绳记事”“沙漏计时”到“烽火传令”“鸿雁传书”，从“刻龟甲”“书木简”到手机通话、网络聊天，人类不断创新传递信息的方式，使沟通越来越高效、便捷。人们在沟通过程中不仅传递信息，更有思想、情感的交流和渗透。例如，同样一句话“我们也不想这样”，用不同情绪表达会传达出不同的信息和情感，导致完全不同的沟通效果。带着愤怒、责备的情绪表达会让对方更加抵触、反感；而如果用关心、理解的情绪表达，则可以增强对方的接受度和信任感。可见，人际沟通始终伴随着思想情感的交流。

人际沟通通常同时运用两种信息符号系统：语言符号和非语言符号。语言符号是人类特有的交流方式，通过语言文字来传递信息和表达思想情感。而非语言符号则是通过身体语言、面部表情、眼神交流等来传达信息和情感。非语言符号在人际沟通中起着非常重要的作用。有时候，人们不需要说话，一个眼神、一个动作就能够传递信息和情感。例如，一个微笑可以传达友好和喜悦，一个拥抱可以表现亲密和关爱。这些非语言符号可以增强沟通的效果，使信息更加丰富和生动。

（二）人际沟通的特征

人际沟通作为人际交往的手段，具有必需性、互动性、目的性、关系性、习得性、不可逆性、情境性等主要特征。

1. 必需性　人类是一种社会性动物，需要与他人进行交流和沟通才能生存和发展。就像人类需要食物、空气、阳光和水一样，人们同样离不开人际沟通。一个人如果长期缺乏社交活动和人际沟通，可能会出现幻觉、心理失调、运动能力下降、社交技能退化等问题。通过人际沟通，人们既能够认识自我、提升自我，满足被尊重、被关爱的心理需求，又能够获得更多的信息、机会，在他人的帮助下更好地解决问题、促进发展。因此，良好的人际沟通对于个人美好幸福的生活是必不可少的。

2. 互动性　人际沟通是双向互动的过程，需要双方都能够主动参与和贡献。在沟通过程中，双方应该注重理解和反馈，以便更好地理解对方的想法和感受，进而达成共识、改善行为。例如，生活中同学之间发生矛盾时，应尝试换位思考，理解对方的感受和需求，从而更好地解决问题；护士在与患者沟通时应充分关注患者的反馈意见，尽可能地理解患者的感受和想法，以便更好地为患者提供护理服务。

3. 目的性　在进行人际沟通时，人们通常具有一定的目的和期望，希望通过沟通获得某种特定信息或者达到某种效果。例如，患者在突发腹痛时与医护人员进行沟通，患者的目的是让医护人员了解病因，提供有效治疗方案；与朋友聊天，目的是放松身心、增进友谊，分享彼此的生活和情感。在明确沟通目的的基础上，人们可以更好地围绕目的进行沟通，使沟通过程更加高效。

4. 关系性　在沟通中，人们不仅分享信息的内容和意义，也会表达彼此间的情感关系、亲疏远近，以及谁掌握沟通的主动权等。不同的人际关系需要采取不同的沟通方式。例如，与同学进行沟通时，可以更加轻松、随意；而与父母或者老师进行沟通时，则需要更加谨慎、尊重，注意措辞和表达方式。此外，在沟通中也要注意“边界感”，即选择与人际关系相符的沟通内容。例如，对于某些敏感话题或者私人信息，我们应该慎重对待，避免过度透露或者侵犯他人的隐私权。

5. 习得性　沟通能力具有习得性。人的沟通能力不是与生俱来的，而是通过后天的学习和不断训练来获得和提高的。人们可以通过学习人际沟通知识、观察模仿周围人的沟通技巧、总结反思自己的沟通经验等方式，不断提高自己的沟通能力。

6. 不可逆性　沟通的信息一旦发出，大多数时候信息本身及其影响就无法收回。因此在沟通过程中要注意谨慎处理信息，以尊重他人的态度认真思考、注意措辞，避免信息造成不良影响。

7. 情境性　人际沟通是在一定的交往情境下进行的，因此沟通效果始终受到情境因素的影响和制约。情境因素包括心理、时间、空间等方面。在人际沟通中，应充分考虑沟通的情境性，以便更好地进行沟通。例如，在与情绪不稳定的人进行沟通时，可以尝试安抚对方情绪，创造一个宽松愉快的沟通环境；在与有急事的人进行沟通时，可以尽可能明确简洁地表达自己的意见，避免浪费时间；在与远距离的人进行沟通时，可以通过各种方式增加互动和交流的频率，保持良好的沟通关系。

二、人际沟通的过程

人际沟通是沟通的一个领域，因此具备沟通的所有要素。但由于人际沟通是人类独有的沟通方式，它又具有自身独特的要素。人际沟通的过程是一个复杂的过程，包括信息策划、信息编码、信息传输、信息解码、信息反馈和信息环境等环节（图 1-1）。

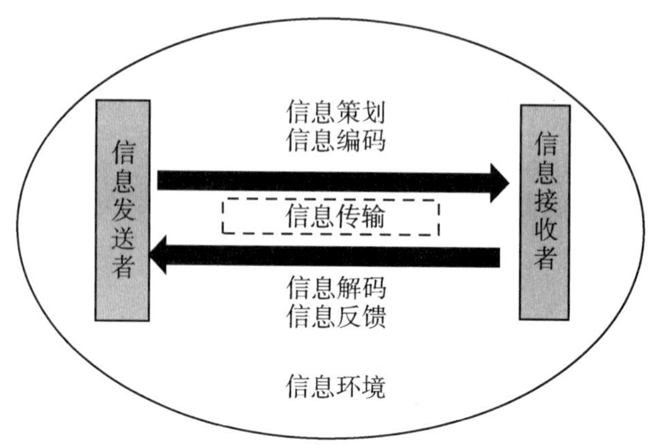

图 1-1 人际沟通的过程

（一）信息策划

信息策划是指大脑对信息进行采集、整理、分析的过程。信息策划首先需要信息发送者明确自己所要传递的信息是什么、要达到什么样的沟通效果，然后进行信息评估，对所要传递的信息进行整理与分析，最后筛选出信息传播对象并决定沟通方式。在面对有难度的、容易发生矛盾的人际沟通时，医护人员要进行足够的信息策划，耐心倾听对方的感受、需求，提供准确的信息和建议，才能取得良好的沟通效果。

（二）信息编码

信息编码是信息处理的重要环节，其主要目标是通过为信息元素赋予特定的代码，以实现信息的存储、检索和使用。常用的编码方式有口头语言、书面语言、身体语言等。相同的信息内容，可以根据不同的信息接收者采用不同的编码方式。例如，与不同文化程度的患者和患者家属交流时，医护人员应采用适合对方的编码方式，以便更好地传达信息。

（三）信息传输

信息传输是指信息发送者通过一定的途径将信息传递给信息接收者的过程。在信息传输的过程中，由于外界环境及沟通者自身因素的影响，常常会出现信息损耗和传递障碍。例如，在打电话的时候，如果存在噪声等环境干扰，信息接收者可能无法完全听清发送者所发送的信息。为了保证信息传输的有效性和可靠性，信息发送者需要选择合适的传播媒介、确保良好的沟通环境、确保信息的准确度和清晰度。

（四）信息解码

信息解码是指信息接收者从传播内容中获得意义或解读传播者意图的过程。只有当信息发送者的编码内容与信息接收者的解码内容一致或大致相同时，才能实现有效沟通。不同的信息接收者会对同一信息作出不同解码，如同一位教师在同一次课给相同班级的学生传递信息，学生会因各自理解不同而产生不同的接收效果。

（五）信息反馈

信息反馈指信息接收者把接收到的信息反馈给信息发送者以供其核查的过程。信息发送者据此再发出信息，以确认原有的信息传递成功或指出发生的某些偏差并加以纠正。信息发送者需格外重视信息反馈，核实信息接收者的理解与自己传递的信息是否一致，以确保达到沟通目的。如教师在教学中向学生提问、医护人员在健康宣教时询问患者和患者家属的看法，都是寻求信息反馈的过程。

（六）信息环境

信息环境是指信息在传递和接收的过程中组织或个人获取、存储、使用信息技术和信息资源的各种因素的集合。这些因素会影响到信息的传递和接收，从而影响人际沟通的效果和质量。例如，环境中的噪声和其他干扰因素可能会影响沟通质量，需要在沟通过程中加以排除或减少。

三、人际沟通的层次

人与人之间沟通的深度是不同的，人际沟通的层次随着信任程度的增加而逐渐升高，信息量逐渐扩大。根据双方信任的程度、沟通过程中的参与程度，以及个人希望与别人分享感受的程度不同，人际沟通的层次由低级到高级可以分为五个层次（图 1-2）。

（一）一般性沟通

一般性沟通是指在社交中一般应酬的信息交流，如“你好!”“吃过饭了吗？”“今天感觉好些了吗？”等招呼语。这是沟通的最低层次，一般性沟通常作为双方交谈的“开场白”，有助于在短时间内打开局面和建立友好关系。例如，刚认识的人之间往往从一般性沟通开始建立人际关系，临床上医护人员与患者在最初交流时也是从一般性沟通开始的。但医护人员注意不要停留在这一层次，待与患者建立信任后，应引导患者进入更高层次的沟通，以便更好地了解患者的身心健康问题。

（二）陈述性沟通

陈述性沟通是指只陈述客观事实的沟通，交谈内容不加入个人意见或牵涉人与人之间关系。例如，同学初次见面的自我介绍，刚入院的患者陈述病情多为陈述性沟通。在这一层次交流时，医护人员要注意鼓励患者陈述病情，尽量不用语言或非语言行为影响患者陈述。

（三）交流性沟通

交流性沟通也称分享性沟通，它是指沟通双方已经建立了一定的信任，可以彼此交换想法和意见的沟通。例如，认识了一段时间的同学之间就某一课程、某一事件交流看法，医护人员与患者或患者家属之间就某一疾病的治疗方案和护理意见进行交流探讨。在该沟通层次，医护人员应以关心、同情和信任的态度鼓励患者表达自己的看法和感受，即使患者的看法不正确，也不应流露出不同意或嘲笑的意思，以免影响患者对医护人员的信任。

（四）情感性沟通

情感性沟通是沟通双方在互相信任的基础上，表达自己的情感和感受，与他人建立情感联系的沟通。这样的交流深入内心，很有建设性。例如，同学之间分享感受、交流兴趣爱好、倾诉心事，患者向医护人员倾诉烦恼担忧等交流都属于情感性沟通。在情感性沟通中，医护人员应以真诚热情的态度、换位思考的理念真正理解患者，获得患者的信任，巩固良好的医患、护患关系。

（五）共鸣性沟通

共鸣性沟通即人们常说的“心有灵犀一点通”，是在一致、和谐、默契状态下的沟通，是人际沟通中的最高层次，也是沟通的最理想境界。一般是在情感性沟通达到一定程度，才会偶然、短暂、自然而然地发生，且常常发生在相互了解、接触亲密的亲人、知己或好友之间。在医护人员与患者这种特定的职业人际沟通中相对较少出现，但医护人员仍可以通过建立信任关系、倾听和理解等方式来促进共鸣性沟通。

人际沟通可以出现在沟通的各个层次，重要的是让双方在感到最舒适的层次中进行沟通，不要主观强求进入较高层次的沟通。医护人员应经常反思、评估自己的沟通方式，避免因自身行为的不当一直停留在低层次的沟通上。

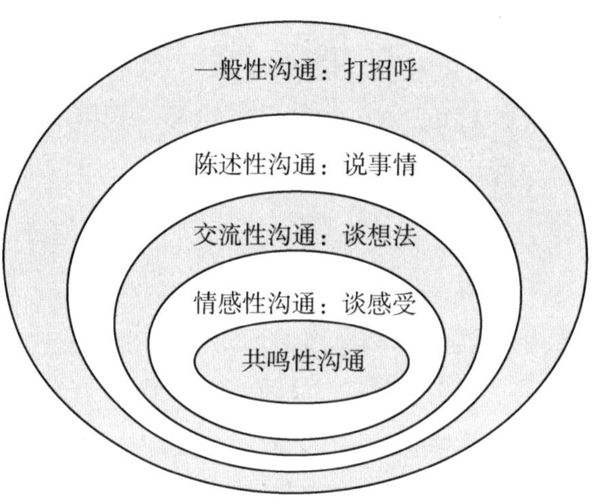

图 1-2 人际沟通的层次

链 接

让别人喜欢的七大秘诀

①真诚地关心别人。②微笑待人。③记住别人的名字，这是最甜蜜、最有效的恭维。④学会倾听，做一个善于倾听的人。⑤赞赏最微小的进步，并称赞每一次的进步。⑥谈论对方最感兴趣的话题。⑦让对方获得自豪感。

四、人际沟通的影响因素

案例 1-2

患者，男性，82 岁，因胃出血由家属护送急诊入院。家属心情紧张地将患者用平车推到护士站。当班护士小陈说：“这里是护士站，家属不能入内。”之后小陈带领患者家属将患者推到病房，又对患者家属说：“这里不许抽烟，陪护不能睡病房里的空床……”此时，一位家属很不满意地说：“你还有完没完？”

问题： 1. 为什么患者家属对护士表示出不满情绪？

2. 是什么影响了他们之间的沟通？

成功的人际沟通能够促使彼此相互理解与合作，但人与人之间的沟通常常会受到各种因素的影响和干扰。了解什么因素会对沟通产生影响，将有利于提高沟通能力，改进沟通品质，从而顺利达成沟通目的。

人际沟通的影响因素主要包括环境因素和个人因素。

（一）环境因素

影响人际沟通的环境因素主要包括噪声、距离、隐秘性、环境氛围等，在舒适的环境中进行交流，可使沟通者轻松愉快，有利于增强沟通的效果。

1. 噪声　安静的环境会使沟通更加有效地进行。在沟通过程中，如果存在噪声源，如手机铃声、机器轰鸣声、汽车鸣笛声、喧哗声等，会分散沟通者的注意力，干扰信息的传递，甚至影响沟通者的情绪。因此，医护人员在与患者交流前要尽量排除噪声源，创造安静的沟通环境，如关上电视、门窗等，将噪声降到最低，以达到有效沟通。

2. 距离　沟通者之间的距离不仅会影响沟通者的参与程度，还会影响沟通过程中的气氛。沟通距离太近会使对方感到个人的空间受到限制和威胁，产生防御反应；沟通距离太远也会使对方感到关系疏远、冷漠，或因听不清影响沟通效果。所以，医护人员在与患者沟通时，应注意保持恰当的距离，要让患者既不感到有心理压力又有亲近感。

3. 隐秘性　当沟通内容涉及个人隐私时，如果有其他人员在场，将会影响沟通的深度和效果。因此，"其他人员在场"常常是人们容易忽略的影响沟通的隐秘性因素。例如，患者原本想向护士谈及一些个人隐私，但因护士选择在病房内当着患者家属的面进行沟通，这名患者可能就会选择放弃沟通。因此，医护人员在与患者沟通时，应特别注意环境的隐秘性，即是否有其他人员在场，有条件时最好选择无其他人员在场的场所；无条件时，应注意降低声音，避免让他人听到。

4. 环境氛围　沟通环境的温度、光线、气味、美观程度等因素都会影响人际沟通的效果。温度过高或过低、光线过强或过暗、空气污浊、环境脏乱等都会对沟通者的状态和注意力产生不利的影响。因此，医护人员与患者沟通时应尽量选择温度适宜、空气清新、舒适洁净的环境，营造良好的沟通氛围。例如，产科、儿科病房可选用暖色调来营造温馨的环境；诊室、医生办公室应保持安静、整洁和隐私性。

（二）个人因素

影响人际沟通的个人因素主要包括生理因素、心理因素、文化因素、语言因素。

1. 生理因素　是指由于沟通者的身体原因影响沟通进行的因素。

（1）永久性生理缺陷　包括感觉器官功能不健全，如听力、视力障碍；智力不健全，如精神异常、神志不清等。与这些特殊对象进行沟通时要采取特殊的方式，如加大声音强度或光线强度，借助哑语、盲文，采用图片、图表等可视化工具等。

（2）暂时性生理不适　包括疼痛、饥饿、疲劳等生理不适因素，这些因素将暂时影响沟通的效果，当生理因素得到控制或消失后，沟通才可以有效进行。在医护工作中，医护人员应注意患者的身体状态，当患者处于疼痛、疲劳等不适宜沟通的状态时，应等患者身体状态恢复较好时再进行更多的沟通。

（3）年龄　不同年龄的人认知能力不同，如婴幼儿的语言能力有限，老年人听力、视力、反应能力减退等，都会影响沟通的进行和效果。

2. 心理因素　在日常生活中，情绪、认知、性格、态度等多种心理因素会影响人们的正常沟通。

（1）情绪　是人们在面对客观事物时产生的态度或体验。情绪是一种具有感染力的心理因素，对沟通效果有重大影响。沟通者的情绪状态会通过其语言和行为方式直接影响沟通效果。一般而言，轻松愉快的正面情绪可以增强人的沟通兴趣和能力，而生气、焦虑、烦躁等负面情绪则会干扰信息的传递和理解。例如，当沟通者处于愤怒、激动的情绪状态时，会对信息的理解产生负面影响，包括误解信息、表达失真、过度反应、无法接受劝解等。因此，在沟通过程中，沟通者应该注意控制自己的情绪，以及了解对方的情绪状态，从而创造一个良好的沟通氛围。只有双方情绪得到平衡和缓解，才能够更好地处理具体问题，实现有效的沟通和交流。作为医护人员，在与患者及患者家属进行沟通时，要善于洞察和理解其情绪状态，以便更好地进行沟通。

（2）认知　是指人类获取、加工、存储和使用信息的心理过程的总称，也就是一个人对待外界事物的观点、态度和信念等。每个人的认知都受到其生活经历、教育背景、文化传统、个人性格等多种因素的影响，因此，不同的人对同一事物的认知往往会有所不同。在沟通过程中，沟通者的认知差异可能会导致误解和冲突。例如，当两个人对某个问题的看法存在分歧时，他们可能会因为彼此的认知不同而产生争执和矛盾。为了避免这种情况的发生，沟通者需要尊重对方的认知差异，并采取相应的沟通策略，如倾听和理解对方的观点、寻找共同点、接受多元观点等，以促进有效的沟通。

（3）性格　是指人较为稳定的态度和行为特征。一个人的性格特点会影响其与他人的沟通方式和效果。性格开朗、热情、大方、善解人意的人容易与他人沟通；而性格孤僻、内向、固执、冷漠、以自我为中心的人则往往会妨碍沟通的顺利进行。因此，了解对方的性格特征，针对性地采取不同的沟通方式是十分必要的。医护人员应根据患者的性格特征选择合适的沟通方式，如对于性格开朗的患者，沟通时可采用轻松、幽默的方式；而对于性格内向的患者，则采用耐心、温和的方式进行沟通。同时，医护人员要注意尽量避免自身个性中的一些不良心理特征，如挑剔、冷漠、偏执等，努力与患者建立良好的医患关系、护患关系。

（4）态度　是指一个人对待客观事物相对稳定的心理倾向。诚恳积极的态度会促进有效沟通，而消极抵触的态度则会导致沟通障碍。例如，以“金无足赤，人无完人”的包容心态进行沟通，会减少矛盾和负面感受，有助于建立良好的人际关系。

3. 文化因素　包括个人的文化程度、习俗、价值观等。相同文化背景的人容易达成共识，而不同文化背景容易使沟通双方产生误解，造成沟通障碍。因此，沟通时需要了解对方的文化习俗，避免冒犯对方。医护人员也应了解和尊重患者的文化背景，采用恰当的沟通方式。

4. 语言因素　语言是极其复杂的沟通工具，沟通者的语音、语法、语义、语构、措辞及语言的表达方式均会影响沟通的效果。如果沟通者表达不清，地方口音重、语言不通，或语法错误、语义不明、语言结构不当、措辞不当等都会阻碍沟通。对于医护人员来说，良好的语言能帮助患者更好地康复，刺激性语言则会扰乱患者的情绪，甚至引起病情恶化。因此，医护人员要不断提高自己的语言表达技巧，用规范、恰当、得体的语言与患者进行有效沟通，以减轻或消除患者的病痛。

考点 人际沟通的影响因素

五、人际沟通在医护工作中的作用

随着医学和时代的发展，良好的人际沟通对于提升医护工作的质量越来越重要。在传统医疗中，医护人员往往更注重疾病的治疗和护理，从而忽略了与患者的沟通和交流。然而，在现代社会中，人们对于医疗服务的需求已经不仅是单纯的治疗疾病，更需要得到充满温暖的人性化服务体验。因此，现代医护人员掌握良好的人际沟通能力具有重要的意义。

（一）有利于适应医学模式的转变

以疾病为中心的传统医学模式已转变为以人的健康为中心的医学模式。这就要求医护人员不仅要具备扎实的医护知识和技能，还要具有良好的沟通能力，以便全方位了解患者，为患者提供更为全面、个性化和人性化的医疗服务。

（二）有助于缔造良好的工作氛围

在医院这个特殊的环境中，医护人员、行政人员、患者及患者家属等共存，关系密不可分。良好的沟通能力可以缔造愉快的工作环境，建立良好的医疗人际关系。

（三）有助于提供优质的健康服务

通过良好的医患、护患沟通，一方面可以满足患者和患者家属对医疗疾病信息的需要，起到鼓励患者，促进患者康复的作用；另一方面，医护人员和患者可以综合各方面有关疾病的信息，制订最优的治疗方案和护理计划，并在双方良好的互动配合下顺利实施，从而帮助患者尽快康复。

（四）有助于减少法律纠纷

随着医疗事业的发展、科学技术的进步，人们对医疗服务质量的要求越来越高，维权意识越来越强，有时会出现医患、护患纠纷案件。良好的沟通，可以使医护人员及时了解患者的病情和治疗情况，促进医患双方合作，建立良好的医患、护患关系，从而减少医疗纠纷的发生。

自 测 题

A_1/A_2 型题

1. 下列属于语言沟通的是（　　）

A. 表情　　B. 眼神

C. 书信　　D. 手势

E. 姿态

2. 沟通的要素不包括哪项（　　）

A. 信息背景　　B. 信息发送者

C. 信息接收者　　D. 组织传播

E. 信息内容

3. 护理人员对患者说："你好，吃过饭了吗？"请问，这属于哪一层次的沟通（　　）

A. 一般性沟通　　B. 陈述性沟通

C. 交流性沟通　　D. 情感性沟通

E. 共鸣性沟通

4. 下列影响人际沟通效果的因素中属于环境因素的是（　　）

A. 沟通者躯体疼痛　　B. 沟通者听力障碍

C. 沟通环境很嘈杂　　D. 沟通双方文化背景不同

E. 沟通双方价值观不同

5. 影响有效沟通的个人因素不包括下列哪一项（　　）

A. 生理因素　　B. 社会环境

C. 认知因素　　D. 价值观

E. 情绪因素

6. 影响人际沟通效果的环境因素是（　　）

A. 患者情绪激动　　B. 患者听力障碍

C. 沟通双方价值观不同　　D. 沟通双方距离较远

E. 沟通双方语言不通

7. 患者，女性，50 岁。肺炎康复期。患者清晨告诉护士："我昨天做梦没有睡好，现在头有点痛，心情糟糕透了，我想……"判断护患双方沟通的层次是（　　）

A. 一般性沟通　　B. 陈述性沟通

C. 交流性沟通　　D. 情感性沟通

E. 共鸣性沟通

8. 患者，女性，78 岁。脑出血急诊入院，医嘱一级护理，给予心电监护。接诊护士在向患者家属做入院介绍时，遭到了家属的强烈拒绝。最可能的原因是（　　）

A. 护士表情不自然　　B. 护士着装不整齐

C. 护士介绍不到位　　D. 正在对患者进行抢救

E. 病房环境较嘈杂

A_3/A_4 型题

（9、10 题共用题干）

患者，女性，42 岁。在得知自己被确诊为肠癌早期时，禁不住躺倒在床上失声痛哭，这时护士问："你现在觉得怎么样？"此患者一直低头不语，不愿意和护士沟通。之后的几天内，患者情绪很低落，常为一些小事伤心哭泣。

9. 目前，影响护患沟通的核心问题是患者的（　　）

A. 个性　　B. 情绪

C. 认知因素　　D. 知识水平

E. 生活背景

10. 当女患者因沮丧而哭泣时，女护士不恰当的沟通行为是（ ）

A. 制止她哭泣，告诉她要坚强面对
B. 坐在她身边，轻轻递给她纸巾
C. 轻轻地握住她的手，默默陪伴她
D. 在她停止哭泣时，鼓励她说出悲伤的原因
E. 当她表示想独自一人安静一会儿时，为她提供一个适当的环境

（11、12题共用题干）

患者，男性，68岁。农民，文化程度较低，胃癌术后。护士在探视期间与其进行交谈。交谈过程中，护士手机来电，护士立刻将手机关闭。患者感到伤口疼痛，情绪又异常低落，怀疑自己有抑郁倾向，想向护士咨询。患者的女儿在旁轻声安慰。最终交谈无法再进行下去，不得不终止。

11. 影响此次护患沟通的隐秘性因素是（ ）

A. 患者伤口疼痛
B. 患者文化程度低
C. 护士未关闭手机
D. 患者女儿在场
E. 患者年龄较大

12. 导致此次交谈失败的个人生理因素是患者（ ）

A. 文化水平低
B. 情绪烦躁
C. 年龄较大
D. 伤口疼痛
E. 女儿在场

（张艳凤）

第2章 人际关系

人具有生物与社会双重属性，每个个体与社会中其他个体发生人际交往、建立人际关系，并受到人际关系的影响和制约。人际关系友好和睦有利于群体团结和个体健康；人际关系疏远敌对，则不利于群体和谐和个体发展。人际关系的建立与维持不仅对社会和群体发展有重要影响，而且也影响着个体生存发展和心理健康。

第1节 人际关系概述

案例 2-1

一个小伙子惧怕与人交往，于是异想天开："如果这个地球上只留我一个人该多好，自由自在，再也不用与别人打交道！"一位好事者问："没有妻子不寂寞吗？""那就留一个女子做妻子，比翼双飞！"他美滋滋地回答。"没有农民种粮你们吃什么？""那就留一个农民种粮！"他拖腔回答。"没有铁匠，农民哪来的劳作工具？""那就留一个铁匠！"他不耐烦地说。"没有泥匠，没有矿工……""好了好了，别说了，都留下吧！"小伙子无奈地说。

问题：为什么现实生活中人们必须与人打交道呢？

一、人际关系的概念

美国管理学家梅奥（G.E.Mayo）主持了著名的霍桑实验，并将实验结果总结于《工业文明的人类问题》一书，这标志着人际关系学说的建立。人际关系属于社会学的范畴，也被称为人际交往，是人们在生产或生活中所建立起来的一种社会关系。它范围很广，包括亲属关系、朋友关系、同学关系、师生关系、雇佣关系、战友关系、同事关系及上下级关系等。

人际关系有广义和狭义之分。①从广义角度看，人际关系是指人与人之间的关系。②从狭义角度看，人际关系是指人们在工作或生活中，通过人与人之间的相互认知、情感互动和交往行为所形成和发展起来的一种相互关系。人际关系的本质是人与人在相互交往的作用下所形成的直接的心理关系，反映了个体或群体满足其社会需要的心理状态。

人际关系的形成包含认知、情感和行为三种心理因素的作用。认知成分包括对他人和自我的认知，是人际知觉的结果。情感成分是指交往双方彼此在情绪上的好恶程度及对交往现状的满意程度，还包括情绪的敏感性及对他人、对自我成功感的评价态度等。行为成分主要包括表情、动作及言语等。在这三个因素中，情感因素起主导作用，制约着人际关系的亲密程度和稳定程度。

二、人际关系的特征

（一）社会性

人是社会的产物。社会性是人的本质属性，也是人际关系的基本特征。生活在社会上的任何个体，都不能脱离社会而生存。随着社会的发展和科学的进步，人类的活动范围不断扩大，活动内容逐渐丰富，人际关系的社会属性也在逐渐增强。

（二）目的性

人际关系的建立和发展过程均具有不同程度的目的性。人际交往双方根据各自在社会中所扮演的角色、社会地位或预期效果的不同，具有不同的目的性。在临床护理工作中，救死扶伤、完成临床护理工作任务，是护士与患者建立人际关系的目的。而患者与护士建立人际关系的目的就是希望在护士的帮助下解除病痛、早日康复。两者在认知、情感及交往中达到各自的目的。

（三）渐进性

人际关系的发展是循序渐进的过程。如果急于求成，有时会适得其反。例如，面对新入院的患者，护士直接向对方了解其个人生活隐私，会使对方反感，从而对护士产生不信任感，阻碍良好护患关系的建立。

（四）多重性

多重性是指人际关系具有多角色和多因素的特点。每个人在社会交往中扮演不同的角色，在父母面前是儿女的角色，在伴侣面前是丈夫或妻子的角色，在孩子面前是父亲或母亲的角色，在患者面前是医生或护士的角色等。在扮演各种角色的同时，又会因物质利益或精神因素导致角色的强化或减弱。

（五）多变性

人际关系随着年龄、环境、条件等变化而不断发生变化。例如，现在坐在同一个教室学习的学生们，毕业若干年后，由于各种原因同学关系可能会变成同事关系、上下级关系、竞争对手关系等。

（六）复杂性

人是自然属性和社会属性组成的统一体。复杂的生理、心理及社会因素导致个人的复杂性，而由两个或两个以上的人所组成的人际关系更加复杂。在人际交往中，由于人们交往的目的不同，交往的结果可能出现心理距离的拉近或疏远、情绪状态的积极或消极、交往过程的和谐和冲突、执行任务的合作或对抗、评价态度的满意或不满意等复杂现象。

考点 人际关系的特征

三、人际关系的类型

人际关系可分为以下几种类型：血缘人际关系、姻缘人际关系、地缘人际关系、业缘人际关系、事缘人际关系、情缘人际关系等。

（一）血缘人际关系

血缘人际关系是由血缘联系所构成的人际关系。这种人际关系以家庭为中心，成员之间的交往构成一个血缘关系网络和一个由若干家庭交叉形成的亲缘关系网络，如祖孙、叔侄、甥舅等。血缘人际关系是人际关系中最直接、最普遍、最亲近的关系。

（二）姻缘人际关系

姻缘人际关系是由姻亲联系所构成的人际关系。婚姻不仅建立起两个人的关系，同时将两个人相关的家庭建立起联系，形成了夫妻关系、婆媳关系、妯娌关系等。

（三）地缘人际关系

地缘人际关系是因居住在共同的区域，以地域观念为基础而形成的人际关系。地缘人际关系常常以社会历史和文化为背景，使人际关系带有文化传统、心理纽带和乡土色彩，如邻里关系、同乡关系等。

（四）业缘人际关系

业缘人际关系是以共同的事业、志趣为基础，如同事关系、师徒（生）关系、经营关系等。业缘人际关系打破了血缘人际关系和地缘人际关系的界限，以事业和志趣为纽带，在人际关系中所占的比例较大，也有一定的社会影响。

（五）事缘人际关系

事缘人际关系是指由具体的事件而形成的人际关系，人际关系伴随事件的开始而形成，事件的完结而结束。例如，学校选拔若干名不同班级中的优秀学生组成团队，为参加某项比赛进行赛前训练，学生们为了共同的目标而不懈努力，成为队友。比赛结束后队友关系自然解除，共同努力拼搏的经历也成为他们人生中宝贵的财富。

（六）情缘人际关系

情缘人际关系是指由于某一种情感建立起来的人际关系，如学生们珍视的友情，女学生会有闺蜜，男学生之间互称“兄弟”。

链接

“缘”的由来

“缘”字字形的演变过程如下。

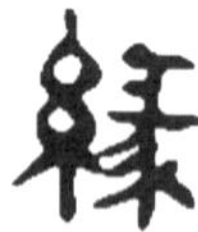

战国文字　篆文　隶书　楷书　简体

缘是一个形声字，左边“糸”表形，表示事物相连接的部分。右边“彖”发 tuàn 声，表示读音。缘的本义为衣服的边饰，泛指边缘，由此引申为沿着、循着。缘又指缘分、因缘，用作名词。由因缘引申为原因，又表示因为。

四、影响人际关系的因素

在社会生活中，有的人左右逢源，在群体中与每个成员的关系都很和睦；有的人在当前的环境里无法生存，但换个环境却如鱼得水。这是因为在人际交往中有诸多因素影响着人际关系的发展。

（一）仪表

仪表是指人的外表，包括人的相貌、妆容、姿态、着装等，这些通过视觉信号在人们刚认识时影响着对彼此的判断。仪表因素在人际交往的初期起着重要的作用，因此人们在交往中会努力给对方留下良好的第一印象。但随着时间的推移，交往双方理解程度加深，仪表对人际关系的影响会逐渐缩小。

（二）个性品质

在群体中，一个性情宽厚、能体谅他人的人，一般比较受欢迎，容易与其他人建立良好的人际关系；相反，一个性格孤傲、态度冷漠的人，很难建立和谐的人际关系。一个具有高尚品德的人，往往能严于律己，宽以待人，在工作中关心、帮助同事。优良的个性品质不仅为形成良好的人际关系提供了有利条件，而且还为整个社会风气的改善带来积极的影响。

（三）认知水平

交往主体对自身、他人及双方关系的认知水平也是影响人际关系的重要因素。个体在交往中会推测、判断他人的心理状态、行为动机及意向。不准确的认知，容易给交往带来误会，影响人际关系。

（四）空间距离

在社会生活中，人们在地理位置上越接近，彼此接触的机会就越多，相互依赖、帮助的时候越多，就越容易形成良好的人际关系。因此，同学、工友、战友，以及街坊、邻居之间更易于形成良好的人际关系。

（五）交往频率

交往频率也是建立人际关系的一个重要客观因素。在群体中，成员之间的接触越多，了解的时间越长，越容易形成良好的人际关系。例如，同一个宿舍或同一个学习小组成员之间由于生活或学习交往频率高，彼此的关系更亲近。

（六）社交能力

人际交往能力包括语言、信息传递、感受、想象、适应、思维和正确认识自己的能力等。据研究，人际关系好的人往往具备较强的人际交往能力和人际沟通技巧。因此，提高语言表达、感受和想象、适应等多方面社交能力是获得交往成功的重要途径。

五、建立良好人际关系的意义

人际沟通是一切人际关系建立和发展的前提，是形成人际关系的根本。在社会生活中，每个人都处在多层次、多方面、多类型的人际关系网络中，人际沟通成为影响人际关系的重要因素。每个人都需要沟通与合作，只有合作，才能共赢。因此，学习人际沟通的方法，建立良好的人际关系，对每个人来讲都有着重要的现实意义。

（一）提高工作效率

良好的人际关系有利于产生积极向上的工作情绪，形成和谐、友爱、团结的工作氛围，减轻工作压力和紧张情绪。例如，护患之间彼此理解、关心，既可增强护士工作的主动性，也可提高患者的配合度，减少护患纠纷；医护之间互相体谅、帮助，可以减轻双方工作压力和紧张情绪，提升医护工作效率；护士与护士之间相互猜忌，缺乏协作精神，必然会影响护理工作质量，降低工作效率。

（二）有利于身心健康

影响人类健康的不仅有生物因素，还包括人的心理因素和社会因素。如果一个人总是处在人际关系紧张的工作环境中，就可能导致身心疾病；而在轻松愉快的工作环境中，人们心情舒畅，工作热情也增加。医护人员之间、医护与患者之间建立和谐的人际关系既有利于营造良好健康的服务氛围，促进服务对象的康复，也有利于医护人员自身的身心健康。

（三）陶冶情操

人总是在与他人的交往中了解自己、获得对自我评价有参考价值的信息。并且在交往过程中，人与人情感上的交流、性格上的差异，都会对对方产生一定的影响。例如，一个内向的人与开朗乐观的人交往，会受之影响，也逐渐变得外向。因此，构建和发展良好的人际关系可以起到陶冶情操的作用。

（四）及时交流信息

信息交流的最基本形式是人际交往。人们在交往过程中可以广泛、直接地获取更多的知识和信息。例如，护士通过与患者的交流，可以准确地收集资料，为评估患者病情、确定护理目标、制订护理措施等提供可靠的依据；同时，增进患者对护理工作的理解、信任和支持，提高患者对护理工作的满意度。

（五）有利于适应医学模式的转变

随着社会发展和医学科技的进步，传统的生物医学模式被生物 - 心理 - 社会医学模式所取代。医学模式的转变要求医护人员与患者建立良好的人际关系，为患者提供整体式服务；要求医护人员主动关心、了解患者的需求，掌握患者的心理活动，积极进行沟通和疏导。

第 2 节　人际关系理论

案例 2-2

孔子有两名学生：子羽长相丑陋，孔子认为他没有才气，对其冷淡。子羽见状便退学回家自己钻研学问，成为一名著名的学者。宰予仪表堂堂能说会道得到孔子喜欢，但宰予生性懒惰，尽管孔子认真教他却成绩极差，后来虽凭三寸不烂之舌在齐国做了官，可是没多久就和别人一起作乱被处死。孔子听闻，深有感触，留下“吾以言取人，失之宰予；以貌取人，失之子羽”。

问题：仅凭部分特征去判断一个人是否准确呢？

一、人际认知理论

（一）人际认知的概念

认知是指人的认识活动。人际认知则是个体与他人交往时，根据对方的外显行为对其心理状态、行为动机和意向做出理性分析与判断的过程。人际关系的建立是以人际认知的结果为基础的，同时，人们在人际交往过程中的认知存在一定的规律性及偏差，从而形成了不同的人际关系。

（二）认知效应

人际交往中个体间通过相互认知而实现情感互动。人际认知中存在许多客观规律，心理学把人际认知中具有一定规律性的相互作用称为“人际认知效应”。掌握这些客观规律，可以帮助人们在人际交往中更科学、更准确地相互认知，避免认知偏差，从而更妥善地处理人际关系。

1. 首因效应　是指个体在与他人交往过程中，最先接收到的信息比后续信息对形成印象影响更大的现象。初次见面，一个人的表情、体态、仪表、谈吐等，给对方留下的第一印象具有持久性和稳定性，即使后来与最初的印象有差距，很多时候人们也会倾向于最初的印象。因此，在人际交往中，努力给对方留下一个良好的第一印象十分重要。例如，在交友、招聘、求职等社交活动中，可以利用这种效应，展示出一种良好的形象，为以后的交往打下基础。

2. 近因效应　是指个体与他人交往过程中，最近接收到的信息对形成印象影响更大的现象。在多个刺激依次出现时，印象的形成主要取决于后来出现的刺激，即人际交往中，对他人最近、最新的认识占据了主体地位，掩盖了已形成的对交往对象的印象。例如，当人们在工作中与同事产生了分歧，但事后仍不忘给对方一个微笑，让对方知道自己是对事不对人。这种调节人际关系的方式就是采用了近因效应。

3. 晕轮效应　在人际交往中，由一个人的某些局部特征推测其总体特征。因为从局部特征出发并扩散而得出整体印象的偏差，所以晕轮效应所产生的认知偏差是一种明显的从已知推及未知，由片面看全面的认知现象，往往会高估或低估对方，导致不客观的评价。例如，“情人眼里出西施”等。

4. 刻板印象　是指人们对于某类人（或物）已经形成的固定看法和印象。这种印象包含了这类人（或物）的一些固有的和一般的特征，人们只要一见到这类人（或物），就会认为他（它）们必然会具有这些特征。例如，提起教师人们往往想到的是文质彬彬的形象；谈起医生想到的是救死扶伤，这都是人们对不同职业人群的固有印象。刻板印象忽视了每个个体的差异，在人际交往中用固定的看法去判断某一个体容易造成认知偏差。

5. 先礼效应　是指在人际交往中，向对方提出批评意见或某种要求时，先用礼貌的语言和行为起始，更容易使对方接受，从而达到自己的目的。“先礼”体现了一个人的善意和诚恳，通过“先礼”，对方感受到友善，就容易接受别人的意见、批评或要求。例如，交通警察在遇到违章行为要进行处理时，首先对违章者举手敬礼，并耐心地指出违章行为和处理的办法，然后再作处理，这时违章者更容易接受。这就是先礼效应所产生的积极效果。

6. 免疫效应　当一个人已经接受并相信某种观点时，则会对于相反的观点产生一定的抵抗力，即具有了一定的“免疫力”，这就是免疫效应。例如，当一个人预先知道首因效应会产生认知偏差时，他在与别人初次见面时，就会注意自己不被“第一印象”蒙蔽。这时，首因效应对他的影响就会缩小，甚至消除。这就是“免疫效应”所产生的效果。

考点 人际认知效应的应用

（三）防止人际认知发生偏差

前面介绍的各种人际认知效应一般都具有双重性，也就是说，它们在人际认知中既有积极作用，又有消极作用，其消极作用就是在人际交往中导致人际认知偏差。认知偏差可能造成交往双方产生误解、矛盾和冲突等问题，进而影响人际关系的维护和发展。因此，需要采取有效的方法来避免认知偏差对人际关系的负面影响。

1. 避免以貌取人　交往中的第一印象虽然重要，但更需要在后期的交往中不断深入观察，才能及时修正因为第一印象而产生的人际认知偏差。

2. 注重人的一贯表现　要客观地评价一个人，就必须重视他的一贯表现。因为人在特定的环境下，出于某种原因，可能会有与平时大相径庭的行为和态度出现。所以，为避免人际认知偏差，就不能因一件事对一个人轻易下结论。

3. 注重了解人的个性差异　人与人之间的个性差异是客观存在的，如果忽视了这种个性差异，势必会造成认知偏差，给人际交往带来阻碍。

一个人的思想、心理状态随时随地处于变化之中。因此，在人际交往中，合理运用人际认知效应，可以帮助人们在人际交往中比较准确地去认知交往对象，尽可能地避免人际认知偏差。

二、人际吸引理论

（一）人际吸引的概念

人际吸引是人际交往中彼此相互欣赏、接纳和喜欢的倾向，是建立良好人际关系的第一步。了解人际吸引的形成与发展和人际吸引规律，有助于提高自己的人际吸引力和交往能力。

（二）人际吸引的形成与发展

人际吸引形成和发展的过程包括注意、认同、接纳和交往四个环节。

1. 注意　是指人们在交往初期，交往一方感知到交往对象的存在，对其外表、语言、表情等方面产生了兴趣，或是交往对象从人群中凸显出来，引起交往方的兴趣。

2. 认同　是交往一方对交往对象产生兴趣后，对交往对象的进一步了解、认知拓展，并对其给予积极和正面的评价。在认同阶段，交往一方对交往对象的一切信息倍加关注，经过一段时间的相互了解，如果交往一方对交往对象产生好感，就会产生进一步接近的想法。

3. 接纳　是交往一方在情感上与交往对象达到相互理解与包容，表现出关心和喜欢等。交往双方在此阶段的信息交流开始涉及个人的诸多方面，双方有安全感，情感得到发展。若双方关系在此阶段出现裂痕，将会阻碍情感的发展，影响交往的进行。

4. 交往　随着双方接触次数的增多，彼此之间的吸引力得到了巩固，并开始深入交往。双方相互认同和接纳，使感情交流加深，最终发展为心理上相互依赖，双方进入稳定的交往阶段。

（三）人际吸引规律

在人际交往的过程中，了解不同需要、不同个性、不同思维方式的个体怎样相互选择、相互吸引，对于交往双方相互认知行为、预测行为、引导行为，以及提高人际吸引力和交往能力是很有必要的。人际吸引的规律可归纳为熟悉吸引、接近吸引、互惠吸引、对等吸引、互补吸引和能力吸引等。

1. 熟悉吸引　人类在长期演化过程中形成了一种喜欢熟悉事物的心理倾向。例如，进入新班级中看见了一个自己熟悉的人时，会自然地觉得彼此亲近。如果不熟悉的事物只有反复出现，才会被记住。

2. 接近吸引　当人与人之间空间距离近、接触机会多时，容易相互吸引，如同学、同事、邻居。当空间距离远，但双方兴趣爱好、性格特点相似或价值观、世界观等一致，也容易相互吸引。“惺惺相惜”“英雄所见略同”等词语都说明了在某些方面比较接近的人容易成为朋友。

3. 互惠吸引　人们如果在人际交往中得到收获、酬偿（包括知识、心理等方面），相互吸引就会增强。这种互惠主要表现为感情互慰、人格互尊、目标互促、困境互助、过失互谅等方面需要的满足，同时也包括物质上的“礼尚往来”、利益上的“欲取先予”、道义上的“知恩必报”等方面。

4. 对等吸引　是指人们都喜欢那些同样喜欢自己的人。一般来说，人们都愿意被他人肯定、接纳和认可，都喜欢被他人接纳。例如，细心的老师在发现学生优点或学生学习取得进步时及时地提出了表扬，学生感知到老师对自己的认可，不仅会大大提高自信心，同时也会更加尊重和喜欢给予自己肯定的老师。

5. 互补吸引　一般有两种情况：需要的互补和个性的互补。善于营销的人选择精通会计业务的人合作创办企业，双方取长补短，有利于事业的成功，这体现了需要的互补；性格外向果敢、支配型的人与性格内向谨慎、顺从型的人一起工作时，能够密切配合，体现了个性的互补。

6. 能力吸引　一个人的知识、技能等会对他人产生吸引和影响。在其他条件相同的情况下，一个人越有才华和能力，往往越能得到他人的喜欢。虽然仪表对人是有吸引力的，但才华和能力却是更重要的。例如，医术精湛的医生被患者和患者家属尊重、信赖，技能娴熟的护士被患者和患者家属认可、喜欢。

正确地理解人际吸引理论有助于医护人员在临床工作中与患者、患者家属及其他医务工作者建立良好的人际关系，有助于医护人员提升自身的人际吸引力，促进临床护理工作的顺利开展。

三、人际关系的行为模式

人际行为可分为两种，一种有助于关系的发展，另一种则会引起关系的恶化。例如，你对别人友好，别人也与你亲近；你对别人冷漠，别人也疏远你。临床工作中，有些医护人员对患者态度冷漠、缺乏关爱，却抱怨患者对自己工作不理解、不配合，总是希望纠正患者对自己的态度和行为，而不反思自己的问题，结果当然事与愿违。因此，当患者的态度和行为不符合医护人员的期望时，医护人员首先需要改变自己的态度和行为，把患者视作自己的亲人、长辈，尊重关爱患者，为患者提供细心周到的医疗护理服务，让患者感受到医护人员的爱心、耐心和责任心。只有这样，医护人员和患者才能相互尊重、理解和配合，这既有利于患者的康复，同时又可让医护人员找到职业的价值感。

现实生活中的人际关系受到多种因素制约，尤其受情境和个性特征的影响。人的行为是非常复杂的，很少有纯属于某一种人际关系的行为模式。如果熟悉和掌握上述人际行为反应的基本模式，就能在与他人的沟通中预测他人的反应，并采取相应的措施，改善人际关系。

第 3 节　构建和谐的人际关系

案例 2-3

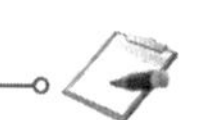

小兰今年上中职，第一次住校，班主任选小兰担任寝室长。小兰原本想和室友好好相处，成为好朋友，但半学期下来却发现自己成为宿舍里最孤单的一个。班主任了解情况后发现小兰和室友有很多矛盾：小兰喜欢早睡，部分室友却喜欢聊天到深夜；小兰爱干净，几位室友总把宿舍弄得乱七八糟。小兰曾几次以寝室长的身份对几位室友提出批评，要求大家早睡、勤整理宿舍等，但几位室友并没有接受，甚至因为一些琐事经常和小兰争吵。

问题：1. 分析案例，影响小兰与室友关系的因素有哪些？

2. 你认为与人交往时应遵循哪些原则呢？

一、人际交往的原则

在建立、维持和发展人际关系过程中，人们需要遵循基本的人际交往原则，主要包括平等原则、互惠原则、诚信原则和宽容原则。

（一）平等原则

平等交往是人际关系建立的前提。每个人在人格上都是平等的，无论身体健全还是残缺、职位高还是低、财产多还是少。例如，护士应对所有患者一视同仁，无论患者有什么样的疾病、家庭经济状况如何、从事什么职业、社会地位高低等。每一位患者都渴望减轻病痛，恢复健康，都享有平等的医疗权利。

（二）互惠原则

互惠原则建立在持久和谐的人际关系基础上。人际交往中，当交往方向交往对象提供帮助时，交往对象通常会感激交往方，并在交往方需要时予以回报。例如，邻里之间的相互帮助；擅长不同科目的同学之间一起讨论学习、相互帮助、共同进步等都是“互惠原则”的运用。

（三）诚信原则

诚信原则是指在人际交往中以诚待人、信守诺言。诚信是维系个体与个体之间信任的基础。在人际交往中，如果一个人言而无信，必然会破坏交往双方的关系。只有真诚待人，才能建立起可靠、稳定的人际关系。

（四）宽容原则

宽容原则是人际交往中不可或缺的基本原则，是指在交往中包容和接纳他人独特的性格、行为等，也包括宽容对待他人在交往中的过失和错误。同学之间相处时难免会出现一些小状况，如同学不小心撞到了自己，如果对方真诚地说声“对不起”，自己应给予谅解和宽容。

二、人际关系的心理障碍及排除

在社会生活和工作中，人们经常会受到心理障碍的影响，导致人际交往中沟通不畅、人际关系紧张等问题。

（一）常见的心理障碍

1. 自负　自负的人往往过高地估计自己，主要表现是过高地评估自己的能力。自负的人往往自尊心较强，只关心个人的需要，而忽视他人的感受。在人际交往中表现为目中无人、居高临下。与不熟的人相处时，过于相信自己而不相信他人，妨碍了双方人际关系的建立和发展；与熟人相处时，又常高估彼此的亲密程度，使对方心理处于防卫状态而让关系变得疏远。

2. 忌妒　是一种消极的心理表现，强烈而又隐蔽，往往自己不愿意承认，却又时不时地表现出来。当看到与自己有某种联系的人取得了比自己优越的地位或成绩时，便产生一种嫉恨心理；当对方陷入困境时，就隔岸观火，幸灾乐祸，甚至借助造谣中伤、刁难等手段贬低他人，安慰自己。

3. 多疑　是指神经过敏、疑神疑鬼的消极心态。人在多疑时，往往先在主观上设定他人对自己不满，然后在生活中寻找证据。这是一种狭隘的、片面的、缺乏根据的盲目想象。

4. 自卑　是指个人体验到自己的缺点、无能或低劣而产生的消极心态。自卑与自负是导致交往障碍的两个极端。自卑的人总是认为自己能力不足，认为别人看不起自己，在与人交往中总是期望保持自己完美的形象，因而束缚了自己，不能在人际交往中更好地展示自己。

5. 羞怯　主要表现为紧张和退缩。在人际交往中害羞的人常常表现出动作不自然、说话音量低，甚至在社交中采取回避态度。因为不能充分地表达自己的思想和感情，所以会影响人际交往的深入发展。

（二）心理障碍的排除

造成人际交往心理障碍的原因是多方面的，主要包括人格障碍、认知障碍和缺乏人际交往的技巧等。克服人际交往心理障碍，加强人际交往，改善人际关系，对每个人的学习、生活及心理健康都有着重大的意义。为此，针对人际交往障碍产生的原因，加强以下几方面调适，将有助于维护和发展良好的人际关系。

1. 培养良好个性品质，提升个人魅力　建立和谐的人际关系，要有良好的个性品质。在人际交往中，真诚、包容、忠诚、可信等都是受人欢迎的个性品质，而不受欢迎的人格特质是欺骗、卑鄙、残忍、懦弱等。人际交往中人们应客观看待自己，不断提升自信，在交往中不卑不亢、落落大方。

2. 克服知觉偏差带来的误导　对同样的事物，不同的人会有不同的观点，这就是“知觉偏差”。由于个体的经验、情感和态度会对感知产生影响，因此对同一事物，不同的人会产生不同的解读。例如，“何不食肉糜”“饱汉子不知饿汉子饥”。

想克服知觉偏差带来的误导，应首先保持开放的心态，多听取不同的意见，从多角度去理解事物，避免主观臆断；其次，要培养观察和思考的习惯，遇事不轻易下结论，而是搜集更多的信息，通过分析做出比较客观的判断；最后，要不断提升自己的认知能力和批判性思维能力，尽量避免被主观偏见所影响。

3. 学习人际交往技能，提升交际能力　学习人际交往技能主要有以下几个方面：与他人交往时，学会尊重和肯定对方；做到对人诚恳热情和关心体贴，不阿谀奉承或冷冷冰冰；保持善意的幽默感，切勿挖苦讽刺或贬低别人；与人交谈时，注意沟通技巧。例如，讨论双方感兴趣的话题、语言表达清楚准确；耐心倾听别人的谈话，眼睛注视对方。在生活和工作中可以换位思考，把自己想象成对方，体会对方的心理状态和行为方式，理解对方的情感，从而改善自己的待人态度，这些都是培养交际能力的好方法。

总之，作为新时代的中职生，应克服人际交往的心理障碍，有意识地在交往中培养良好的个性品质、提升交际能力，从而构建良好的人际关系。和谐的人际关系如同润滑剂，可以减少人际冲突，有利于增进身心健康、促进事业成功，可以让人拥有幸福的人生。

三、建立良好人际关系的策略

建立良好的人际关系对人们的生活、学习和工作有着积极的影响和作用。行为失谐，尚可挽正；人际失谐，百事难成。因此，我们应该运用恰当的方法和策略，努力构建良好的人际关系。

（一）注重印象管理

印象管理是指通过一定方式试图管理和控制他人对自己所形成印象的过程。人们往往通过选择适当的服饰搭配、运用恰当的言行举止等，增加自己的吸引力。例如，在交往对象首次接触时，根据交往目的和情境等选择合适的妆容；对语言、动作等做必要的准备，可以给对方留下美好的印象，使人际交往更加和谐。

（二）主动提供帮助

“赠人玫瑰，手留余香”，主动帮助他人不仅可缩短彼此的心理距离、赢得对方的信任，也能提升自己的心理满足感和自信心。例如，宿舍几位室友每次都一起高高兴兴去吃饭，今天一位室友没来，可以主动打个电话：“你今天怎么没来吃饭呢？需要给你带一份回去吗？”

（三）善于换位思考

在人际交往中，由于交往双方成长背景、生活经验、思维方式等不同，在看待问题、解决问题的方式上也会有一些不同，此时，交往双方就可能产生矛盾和分歧。如果想减少摩擦和冲突，就应该设身处地地为对方着想，只有这样才能更好地理解对方的想法和感受。例如，中考成绩不理想的孩子向父母提出不读高中，而选择自己喜欢的职业中学时，父母如果只从自己的经验出发，强制子女接受自己的意见，孩子会感到不被理解和尊重，双方出现矛盾；但如果父母能换位思考，设身处地地分析“孩子目前的学习是什么样的情况？如果我是孩子，我会怎样选择？”那么，父母可能会更容易理解孩子的想法，支持他的选择。

（四）肯定对方

在人际交往中，学会肯定和尊重对方是成功交往的基础。因为每个人都有被肯定和尊重的需要。在恰当的时机，选择适当的方式表达对交往对象的肯定，是增进双方理解、促进双方感情的催化剂。例如，老师赞扬有进步的学生，既体现了老师对学生的关注，又会增强学生的自信心。老师对于学生的每一次鼓励和肯定都会成为学生成长的强大助力。

第4节 护理工作中的人际关系

案例 2-4

患者，男性，67岁，肺部感染。入院后按医嘱连续进行输液治疗。某天，家属反映其输液部位出现肿胀现象。护士小王经检查，予以拔针，准备更换针头后重新输液。患者要求休息一下后再输液。小王下班时未向接班护士小李说明该患者情况。接班护士小李来到病房准备再次输液。家属要求再休息一下。小李说："液体已经配好了，不输就只能浪费了。"说完生气地离开了。患者和家属最后向护士长投诉了护士小李。

问题： 1. 患者和家属投诉小李的原因是什么？

2. 案例中影响护患关系的因素主要是什么？

随着医学模式的转变和护理事业的发展，现代护理的目标不再仅仅是促进健康、预防疾病、恢复健康、减轻痛苦，更侧重于面向家庭、社区，为提高整个人类健康水平而发挥应有的作用。

护理工作中的人际关系主要包括护士与患者之间的关系、护士与患者家属之间的关系、护士与医生之间的关系，以及护士与护士之间的关系。良好的护理人际关系有利于营造良好的健康服务氛围；有利于提高护理工作效率和护理服务质量；有利于护士陶冶情操；有利于贯彻以人为本的护理理念；有利于促进护理学科的发展。

一、护士与患者之间的关系

护士与患者之间的关系（护患关系）是护理工作中最重要的人际关系，是护士与患者为了治疗的共同目标而建立起来的一种特殊的工作性、专业性、帮助性的人际关系。

（一）护患关系的特点

1. 护患关系是帮助系统与被帮助系统的关系　医生、护士与医院的其他工作人员等用所掌握的专业知识、专业技术为患者提供医疗护理服务，属于帮助系统。患者、患者家属得到医疗护理服务，属于被帮助系统。

2. 护患关系是一种专业性的互动关系　在护理工作中，护理人员运用专业知识和专业技术为患者提供专业性帮助，如输液、注射、止血包扎等。护患双方共同努力，互相尊重对方所处的位置，考虑双方不同的利益，在互相理解、互相信任的基础上建立良好的护患关系。

3. 护患关系是一种治疗性的工作关系　护患关系是以恢复患者健康为目的，具有一定强制性、需要认真执行和积极促成的职业行为。良好的治疗性关系能有效地减轻或消除来自疾病或诊疗过程中对患者造成的不适和压力，有助于患者的康复。

4. 护士是护患关系的主要责任人　护士作为专业人员，在护患关系中处于主导地位，是护患关系的主要方面；患者处于被动接受帮助的被支配地位，是护患关系的次要方面；因此护士是护患关系后果的主要责任承担者。

5. 护患关系的实质是满足患者的需要　患者来到医院的目的是恢复健康，他们需要治疗和护理，而护士掌握着帮助患者恢复健康的专业知识和技能，向患者提供专业服务和帮助，满足患者的需要是护患关系建立和维持的本质。

（二）护患关系的基本模式

护患关系的基本模式包括主动-被动型模式、指导-合作型模式、共同参与型模式。

1. 主动-被动型模式　也称为支配服从模式。此模式受传统生物医学模式影响，把患者看作简单的生物体，忽视了人的社会属性，没有考虑心理、社会因素对健康的影响。该模式主要适用于一些难以准确表达主观意愿、不能与护士进行有效交流的特殊患者，如婴儿，昏迷、危重、休克、全身麻醉、痴呆，以及某些精神障碍患者。

2. 指导-合作型模式　是目前护理实践活动中最常用的模式。该模式适应了医学模式的转变，把患者看成具有生物-心理-社会属性的有机整体。护患双方都具有主动性，但护士的权威性仍是决定性的。该模式主要适用于一般患者，特别是急性疾病患者和外科手术后恢复期的患者。

3. 共同参与型模式　是一种平等合作的、双向的新型护患关系模式。该模式由护患双方共同参与护理目标的制订和护理措施的实施，共担风险，共享成果。患者的参与被视为保证护理工作质量的一个重要组成部分，充分发挥患者的积极性和主动性，是一种较为理想的护患关系模式。该模式往往适用于文化程度较高或慢性疾病的患者。

考点 护患关系的基本模式

（三）影响护患关系的主要因素

1. 信任危机　相互信任是护患有效沟通的前提和基础，也是患者配合护理工作的先决条件。护士良好的修养、敬业的精神、热情的态度、扎实的技能，尤其是对患者的尊重，是赢得患者信任的重要保证。在临床工作中出现的护理差错或失误是导致患者对护士不信任的主要原因。

2. 角色模糊　是指护士或患者对自己所扮演的角色功能认识不明确或对角色行为规范理解不准确所呈现的状态。护士需要对自己的角色功能进行全面认识和准确定位，使自己的角色行为符合患者的期待，同时努力帮助患者尽快适应患者的角色，这样才能更好地履行自己的工作职责。

3. 责任不明　角色模糊与责任不明密切相关。当护患双方对自己的角色定位认识不清，不明确自己所应承担的责任和义务，就会导致责任冲突。例如，患者不知道不良生活方式、消极心理等诸多因素都会影响恢复健康，将疾病恢复和治疗护理过程中出现问题的所有责任都推给护士；部分护士认为只需完成医生医嘱，忽视从心理、社会等方面全方位给予患者护理等。因此，护患双方均需要明确自己的责任并加强沟通。

4. 权益差异　患者享有包括获得医疗权、申诉权等安全优质护理服务的正当权益。护理人员应平等对待每一位患者，提供优质护理服务，维护患者合法权益；同时加强法律知识的学习，维护自身合法权益。

5. 理解分歧 由于护患双方年龄、职业、文化水平及生活环境不同，在沟通交流过程中对信息的理解难免会存在差异。护士与患者沟通时应尽量使用患者可接受的方式和通俗的语言，以确保护患双方对信息理解的一致性，从而避免或减轻护患间因理解分歧而带来的不良后果。

考点 影响护患关系的主要因素

（四）护士在促进护患关系中的作用

1. 明确护士的角色功能 随着医学模式的转变和整体护理模式的推广，护士的角色不断扩展和延伸，护士是患者生活的照顾者、教育者、咨询者、管理者、研究者等。一名合格的护士必须保持终身学习的态度，不断提升自己的理论和技能水平，以更好地为患者提供优质服务。

2. 帮助患者认识角色特征 护士可根据患者的病情、年龄、文化程度等，了解患者对自己角色的认识，分析影响患者认识、适应角色的因素，指导患者认识并适应角色，减轻责任冲突带来的影响。

3. 主动维护患者的合法权益 获得安全优质的医疗护理服务是患者的基本权益。维护患者的权益是护士义不容辞的责任，护士应予以高度重视并主动维护，促进护患关系良性发展。

4. 积极消除护患间的理解分歧 护士在与患者沟通时，应该根据患者的年龄、职业、知识水平及社会背景的不同，尽量选择使用患者易于理解、接受的沟通方式和语言。注意沟通内容的准确性、通俗性和针对性，以及在沟通时保持耐心和良好的态度。

二、护士与患者家属之间的关系

护理工作中，护理人员不仅要与患者保持良好的护患关系，还应注意与患者家属维持和谐的人际关系。家属是患者抗争疾病和情感的支持者，是护患关系的纽带，特别是某些特殊患者，如婴幼儿，昏迷、精神疾病患者等。

（一）影响护士与患者家属之间关系的主要因素

1. 角色期望冲突 患者家属往往因为亲人的病情承受不同程度的心理压力，并产生焦虑、紧张、恐惧等消极心理反应，期望医护人员能“解救”自己的亲人，希望护士能随传随到、护理操作无懈可击、患者用药后能药到病除，希望护士能解决患者所有的健康问题。当护士的某些行为不能达到他们的期望，或者患者健康问题未完全解决时，就会对护士产生不满，从而导致护士与患者家属之间的矛盾和冲突。

2. 角色责任模糊 在患者恢复健康的过程中，护士与家属应是合作伙伴的关系，共同为患者提供心理和生活上的支持。一种情况是部分家属认为患者已经入院了，患者的疾病治疗、生活护理、心理护理等都是护士的事情，而自己则是监督者的角色；也存在另一种情况，护士误以为患者家属应该加入患者的治疗和护理中，将专业护理工作也交由患者家属完成，一旦出现护理差错事故则把责任推给患者家属。这些都属于患者家属和护士对自身的角色及承担的责任不够清晰明确，很容易使双方产生冲突和矛盾。

3. 经济压力过重 随着医疗技术的发展，新的诊疗技术和药物不断被研发并运用于临床，这使医疗费用不断增加。巨额医疗费用让患者家属承受了很大的经济压力。此时，护士向患者家属催缴医疗费用可能造成患者家属心理不满，特别是患者治疗效果不明显或病情恶化时，患者家属心理压力更大，负面情绪也更严重。

考点 影响护士与患者家属之间关系的主要因素

（二）护士在促进护士与患者家属之间关系中的作用

1. 尊重患者家属　患者入院时，护士应热情接待患者和患者家属，主动介绍医院、科室环境，科室有关制度等，减轻患者入院的紧张和不安。护士在与患者和患者家属交往时，尊重不同地域、不同民族、不同信仰的患者和患者家属的风俗习惯，可以减轻患者入院的紧张和不安，取得患者家属的信任。

2. 积极指导患者家属参与患者的治疗和护理过程　护士主动向患者家属介绍患者的病情和诊疗情况，运用自己的专业知识，耐心地解答患者家属提出的有关患者病情、治疗护理、预后康复等方面的问题，鼓励和指导患者家属参与患者治疗护理过程中的生活照顾、心理护理等。护士与患者家属共同参与患者的护理，加强沟通、相互配合，既增加了家属对护士的信任，也促进了护患关系的融洽。

3. 给予患者家属心理支持　患者家属在患者治疗的过程中承担着来自亲人疾病、治疗费用等多方面的压力，护士应给予患者家属理解和支持，并主动提供帮助。

三、护士与医生之间的关系

医护关系是医生与护士在对患者的医疗和护理过程中建立起来的同事关系，双方工作性质及职责并不相同，但却有着共同的工作目标，即帮助患者恢复健康。因此，医护人员相互依存、相互协作、相互制约，良好的医护关系是优质医疗护理服务的重要保障。

（一）影响医护关系的主要因素

1. 角色心理差位　在为患者提供健康服务的过程中，医生和护理人员在各自的专业领域中有不同的业务优势。双方是一种平等合作关系，只是职责分工不同。受传统主导-从属型医护关系模式的影响，护士容易对医生产生依赖和服从心理；同时，也存在高学历的年轻护士或年资高、经验丰富的老护士不尊重低年资医生的现象，这些都影响着医护关系的建立与发展。

2. 角色压力过重　是指在医疗护理活动中，医护双方都处于压力负荷较重的状态。一些医院由于受“重医轻护”观念的影响，医护人员比例严重失调、岗位设置不合理、医护待遇悬殊等，这些都可能导致医护人员关系紧张。

3. 角色权利争议　是指医护人员按照分工，在自己的职责范围内享有一定的专业自主权。但在某些情况下，医护人员可能会感到自主权受到侵犯，因而产生矛盾或冲突。

4. 角色理解欠缺　医疗和护理分属于不同专业和不同学科体系，因此医护双方可能对彼此的专业特点、工作模式和要求缺乏必要的了解和尊重。

考点 影响医护关系的主要因素

（二）护士在促进医护关系中的作用

1. 相互尊重、真诚合作　医护双方在患者疾病的康复过程中是密切合作的关系，双方应相互尊重、相互支持、真诚合作。在工作中双方加强沟通，取长补短，共同为患者提供优质的治疗和护理服务。

2. 加强学习、增进理解　护理人员应及时掌握临床护理的前沿知识和技能，加强学习，提升自己的业务水平。护理人员与医生应该在业务上相互学习，工作中相互理解、相互配合，共同营造良好的工作氛围。

3. 互相支持、共同提高　由于护理工作的特性，护理人员利用接触患者机会更多、观察患者比较细致的优势，可以及时对诊疗工作提供信息和建议，甚至及时发现医疗上的差错，避免给患者带来痛苦和麻烦。医生也要尊重护士的工作和劳动成果，学习并了解护理知识，使医护工作共同提高。

四、护士与护士之间的关系

护士与护士之间的关系（护际关系）是指在护理实践中护士与护士之间建立起来的关系。

（一）护际交往与矛盾

1. 护士与护士长之间　在护士长与护士的人际交往过程中，护士长希望护士有较强的工作能力，能服从管理，支持科室的工作安排，妥善平衡自己的家庭、生活、工作和学习，有较好的身体素质以胜任繁忙的工作任务；护士则希望护士长能有过硬的专业知识、丰富的临床实践经验、良好的管理能力和科学的工作方法，能够指导和帮助下属，以身作则、公平对待每一位护士。双方在要求和期望值上存在一定差异，这影响着护士与护士长之间的关系。

2. 新、老护士之间　年轻护士大多反应敏捷，接受新知识、新技能更快，但缺乏工作经验；年长护士临床经验丰富，面对突发状况的应变能力强，但接受新事物较慢。两者之间存在很多差异，如果双方缺乏理解，就有可能出现遇到问题相互指责，导致人际关系紧张的现象。

3. 护士与护工之间　由于知识水平、工作职责等不同，护士与护工在工作交往中可能会产生不同的心理状态，从而引发矛盾和冲突，降低工作效率。

（二）建立良好护际关系的策略

1. 彼此尊重，相互理解　护士之间要相互理解、相互尊重、团结友爱、互帮互助。护士长要以身作则、严于律己，对待下属一视同仁，加强人性化管理。年长的护士要帮助年轻护士进步，年轻护士要尊重领导和年长的护士、服从大局、虚心求教，护理工作者们共同努力，才能创造良好的工作氛围。

2. 团结协作，紧密配合　临床护理工作并不是一名护理人员能完成的，往往需要多名护理人员共同分工协作完成。例如，抢救患者时，需要多名护理人员共同参与抢救操作、记录等。护士长需要了解各个护士的情况，合理分工和排班，使整个团队更具有凝聚力和向心力。

3. 明确分工，各尽其职　合理的分工是护理工作有序进行的重要保证。不同分工的护理人员必须按照自己的分工和职责，恪尽职守、各尽其职，才能形成协调一致的护理团队，提高整体的护理质量。

自测题

A_1/A_2型题

1. 关于人际关系的描述，错误的是（　　）
   A. 人际关系具有社会性
   B. 人际关系属于社会心理学范畴
   C. 人际关系反映了个体满足社会需要的生理状态
   D. 人与人在相互交往的作用下所形成的直接的心理关系
   E. 人际关系是人与人之间通过相互认知、情感互动和相互交往而形成和发展起来的
2. 不属于人际关系特征的是（　　）
   A. 复杂性　　B. 渐进性
   C. 目的性　　D. 多变性
   E. 稳定性
3. 以下哪项不属于影响人际关系的因素（　　）
   A. 仪表　　B. 社交能力
   C. 交往频率　　D. 身高体重
   E. 个性品质
4. “一好百好，一坏百坏”指的是（　　）
   A. 晕轮效应　　B. 首因效应
   C. 刻板印象　　D. 近因效应
   E. 认知偏差
5. 在社会认知过程中，最近出现的信息对于印象形成具有重要作用，是指（　　）
   A. 晕轮效应　　B. 首因效应
   C. 刻板印象　　D. 近因效应
   E. 认知偏差
6. 人们往往认为北方女子个子高大、性情豪爽，南方女子身材娇小、性格温婉娴静。这体现了人际交往中的哪种认知效应（　　）
   A. 晕轮效应　　B. 首因效应
   C. 刻板印象　　D. 近因效应
   E. 免疫效应
7. “远亲不如近邻”说的是什么因素对人际吸引的影响（　　）
   A. 相互性　　B. 相似性
   C. 互补性　　D. 距离远近
   E. 情感因素
8. 根据人际吸引规律，“同病相怜”属于（　　）
   A. 互补吸引　　B. 接近吸引
   C. 熟悉吸引　　D. 互惠吸引

E. 对等吸引

9. 商场鞋店销售小王给每一位进店试穿的顾客发放一份小礼品，这个办法让店里试穿顾客非常多，增加了鞋的销售量；没有买鞋的顾客也开心地领走了小礼品。小王的做法体现了人际吸引中哪个特征（　　）

A. 互补吸引　　B. 接近吸引

C. 熟悉吸引　　D. 互惠吸引

E. 对等吸引

10. 一般情况下，护患关系发生矛盾的主要责任人是（　　）

A. 医生　　B. 护士

C. 患者　　D. 患者家属

E. 护士和患者

11. 患者刚走进住院病房时，张护士赶紧走上去迎接，并面带微笑，语气和蔼地说："您好！请问需要什么帮助吗？"张护士给患者留下了良好的印象，这反映了人际认知的（　　）

A. 刻板印象　　B. 首因效应

C. 晕轮效应　　D. 近因效应

E. 免疫效应

12. 患者，男性，55岁，因腹痛要求主治医生开止痛药，医生答应患者晚上给予其口服止痛药，但未开医嘱。第二天早上，因未得到止痛药，护士受到患者的埋怨，护士对其主治医生产生不满。导致医护关系冲突的主要原因是（　　）

A. 角色心理差位　　B. 角色压力过重

C. 角色理解欠缺　　D. 角色权利争议

E. 角色期望冲突

13. 患者，女性，70岁，高血压病史15年，本次因血压控制不佳入院。在患者入院期间的护患关系模式为（　　）

A. 主动型　　B. 被动型

C. 主动-被动型　　D. 指导-合作型

E. 共同参与型

14. 患儿，男性，6个月，因发热入院，患儿入院期间的护患关系模式为（　　）

A. 主动型　　B. 被动型

C. 主动-被动型　　D. 指导-合作型

E. 共同参与型

15. 患者，男性，56岁，因急性阑尾炎入院，入院当天行阑尾切除术，术后护患关系模式为（　　）

A. 主动型　　B. 被动型

C. 主动-被动型　　D. 指导-合作型

E. 共同参与型

16. 患者，女性，45岁，外企高管，因乳腺癌入院治疗。该患者要求护士每天把医疗费用明细打印给她，此事引起护患关系不融洽，其主要原因是（　　）

A. 护士服务态度不好　　B. 护士工作缺乏责任感

C. 患者认知水平有问题　　D. 医院管理有漏洞

E. 患者法律意识强，对医疗费用及医护人员的工作有质疑

A_3/A_4型题

（17～19 题共用题干）

患者，男性，72 岁，退休干部，心绞痛急性发作入住心内科。入院前 3 天与科室护士关系融洽，第 4 天护士小王给患者静脉输液，穿刺 2 次失败，最后请护士小李帮忙穿刺成功。患者及其家属对护士小王产生不满，不愿小王再为其操作，并向护士长抱怨。

17. 针对上述患者的特点，应采取的护患关系模式是（　　）

A. 主动型　　B. 被动型

C. 主动-被动型　　D. 指导-合作型

E. 共同参与型

18. 上述护患发生冲突的主要原因是（　　）

A. 角色压力过重　　B. 责任不明

C. 角色模糊　　D. 信任危机

E. 理解分歧

19. 护患关系不佳的主要责任人是（　　）

A. 患者　　B. 护士小王

C. 患者家属　　D. 护士长

E. 护士小李

（覃继佳）

第3章 语言沟通与非语言沟通

现代社会，人类借助语言和非语言进行思想、情感和信息的交流，语言和非语言沟通被用于各个领域，焕发出强大的生机与活力。

第1节 语 言 沟 通

案例 3-1

患者，女性，78岁，因糖尿病入院。夜班护士小王巡查病房，发现患者正往嘴里送一块蛋糕，急忙走上前微笑着说："奶奶，您吃蛋糕呢？"患者急忙把蛋糕藏在了背后，因为她想起来了，护士曾交代过她，不可以吃蛋糕这些糖分高的东西，于是她笑着央求说："就这么一点儿。"小王也笑着说："奶奶，您把蛋糕拿出来我看看。"患者极不情愿地把蛋糕拿了出来。"看上去好美味呀，挺馋人的，您可以吃，但是呢，吃了之后您的血糖可能就又高了，那您就得在医院再多陪我一段时间了。"患者听了以上的话，急忙说："早点出院好，我不吃了！"小王也笑着说："奶奶，那就对了，您真棒！"

问题： 1. 小王的沟通方式有效吗？

2. 口语沟通时应注意哪些问题？

语言是人类特有的交际工具，是人类文明的重要标志。语言也是沟通的桥梁，俗语说："良言一句三冬暖，恶语伤人六月寒。"良好的语言沟通可以起到事半功倍的效果。

生活中，有人开口说话时，张口结舌、面红耳赤、词不达意，令人难堪遗憾；有人巧言令色、夸夸其谈、言不由衷也会适得其反；落落大方、一语中的的语言表达则能让人们顺利达到沟通的目的，使人际关系得到改善，使生活增光添彩，使工作充满生机。因此，语言沟通是人类特有的一种交流方式，它通过语言符号进行信息传递、思想观点交换及态度情感的交流，主要包括口语沟通和书面语沟通。

一、口 语 沟 通

（一）口语沟通的原则

口语沟通是人们在社会交往中凭借口头语言传递信息、交流思想和感情的过程。口语沟通的方式灵活多样，既可以是正式磋商或谈判，也可以是非正式的聊天；既可以是朋友、同事之间的促膝谈心，也可以是群体交流中的针锋相对、唇枪舌剑；既可以是有备而来，也可以是即兴发挥。无论是何种方式，要达到良好的口语沟通效果，须遵循以下四条原则。

1. 话要说得清楚　把话说得清楚明白是有效口语沟通的前提。如果说话含糊其词、言不达意就有可能造成双方的误解，让沟通无法进行。如医生查房时询问患者："您腹痛？"用这种医学词语询问患者，可能会让患者难以理解，但若换成患者能够理解的口语："您肚子哪里疼呢？”会使沟通更为直接有效。因此，说话前首先要明确自己想说什么，怎么表达，尽量要让对方明白想要表达的意思。

2. 话要说得有力　说话有力不是高谈阔论，而是要求说话者态度谦和、恭敬、诚恳。展现说话者的激情、热情，让说话者的话语有感染力和说服力，语言言简意赅，不随声附和、人云亦云，要从大处着眼，提出自己的见解，并用朴实的语言表达出来。

3. 话要说得生动　生活中人们用第一人称的角度说话、讲故事会显得特别生动，让人感同身受，引发共鸣。如果说话时再适当引用一些诗词、名人名言或社会热点，增强内容的生动性、趣味性和感染力，则会让说话内容表达得更加简洁明快、通俗易懂、生动形象。

4. 话要说得文明　一个人使用文明得体的语言与他人沟通交流，会让人如沐春风、如饮甘泉。因此，说话时一定要用语文明，避免使用攻击性、低俗性，甚至是侮辱性的词语，如绰号等。

（二）口语沟通的类型

古往今来，史上留名的很多政治家、思想家能够将他们的思想与政治理念到处传播，流传千古，并在社会上引起强烈的反响，其中主要原因是他们具有很强的沟通能力和高超的沟通技巧。教育家孔子周游列国时，“游说”“晏子使楚”的故事，堪称口语沟通的典范，充分说明了口语沟通技巧在沟通中的重要作用。口语沟通的类型主要有以下几种。

1. 寒暄　说话是用语言表达意思，是最常见、最普通的口语沟通方式。现如今，人们见面之后一般会使用问候起居或泛谈气候寒暖之类的话语，这种说话的“开场白”，被称为寒暄。寒暄是自我推销和人际交往时与对方沟通最常用的说话形式，它让沟通与交际的渠道变得顺畅，还可以打破僵局，营造融洽的谈话气氛，缩短人际距离，为步入正题做准备。因此，在与他人见面时，若能选用适当的寒暄语，往往会为双方进一步的交谈做良好的铺垫。通常，寒暄时应该注意以下几点。

（1）寒暄的场合　当自己被介绍给他人时，应当主动跟对方寒暄几句，若只是向对方点点头，或者只握一下手，有时会被理解为不想与之深谈或深交；碰上熟人，彼此寒暄一两句，也能进一步促进相互之间关系和谐。

（2）寒暄的对象　跟初次见面的人寒暄，一般是“您好！很高兴认识您”“您好！见到您非常荣幸”；还可以是“幸会”“久仰”等；如果以前确实听说过此人，还可以是“某某经常跟我谈起您”“我听过您的讲座”等。熟人之间的寒暄，可以更加亲切具体些，可以是“您今天这身打扮真得体，真好看”“您的小孩好可爱”等。

（3）寒暄的话题　寒暄时选择双方都认同、方便共同发表意见的话题，特别是对方感兴趣的话题。寒暄语可长可短，需要因人、因时、因地而异，应具备简洁、友好与尊重的特点。

2. 即席发言　也叫即兴讲话，是一种在特定情景下没有任何准备的临场说话的口语样式。即席发言是集中体现一个人的文化修养水平，锻炼语言沟通能力的最好方式。在竞争日益激烈的现代社会，良好的即席发言能够帮助人们获得更多的机会。

（1）克服紧张心理情绪　即席发言具有临场性、随机性的特点，在发言前一般没有做预先的准备，如果情绪过于紧张，很难把想说的话表达到位。因此在即席发言时，要调整好情绪，发言前调节好呼吸，控制好紧张的心理。生活中通过平时当众说话的训练，多说多讲多练，增强自信心，才能在即席发言时做到随机应变，游刃有余。

（2）思维和反应能力 即席发言大部分是没有时间准备的，这就要求发言者具有敏捷的思维和反应能力，在讲话的同时，就要构思后面所要讲的内容，根据需要组织语言。

（3）明确发言中心 即席发言一般都是限定在一定的场合、环境内，并且发言的听众也不同，这就要求发言者要注意发言的环境、场合和听众，确立好发言的主题，有的放矢地进行针对性的发言，力求把话说在点子上。

（4）言简意赅 即席发言力求言简意赅，简明扼要地表明自己的态度和观点，用精练的语言表述清楚所要表达的意思，不要说空话、套话，也不要说伤人、过分的话。

（5）注意仪态动作 即便是临场、随机的即席发言，也要注意自己的仪态动作。在即席发言的时候，尽量与听众进行目光交流，动作自然大方，减少不必要的小动作，如摸鼻子、摆弄衣角、不停晃动身体等，要给人以轻松自然的感觉。

3. 交谈

（1）交谈的定义 交谈是指两个人或者多个人以对话的方式，相互进行信息交流的过程，是口头语言沟通活动中一种最常用的方式，是人们获取信息、交流思想、沟通情感、建立人际关系的重要途径。

（2）交谈的特点 ①交谈必须是双向交流，即一方“说”，一方“听”，交谈双方往往互为“说”者和“听”者，有时你说我听，有时你听我说。②说符合角色身份的话。社会生活中每个人的角色都是双重的，因此，在不同的时间、地点和不同的交谈对象面前，说话要符合自己的身份，不要出现言语上的失误，否则不仅有失身份，还会影响交谈的效果。③交谈是以“谈心”为主的语言交流。重在心灵沟通，讲求“真”，即真情、真诚、真实。

（3）交谈的过程 交谈的过程包括交谈前准备、正式交谈和结束交谈三个阶段。

1）交谈前准备：为保证交谈顺利进行，首先要了解交谈对象的信息，选择合适的交谈时间和环境，还要明确交谈的目的和任务，必要时可列交谈提纲。

2）正式交谈：首先，要积极营造信任和支持的交谈氛围。巧妙运用开场技巧，如“开场白”“寒暄”。其次，自然、亲切的态度和礼貌的称呼都可使对方感受到交谈者的关心爱护，消除紧张戒备心理，自然过渡到交谈主题。最后，交谈中可以采用多种方法引入正题，如医患交谈内容涉及疾病、健康和护理等实质性医疗问题，采用因势利导法，从谈论与主题直接有关的生活小事入手，逐渐将交谈引入正题。在交谈中要适当提问，切忌不间断地发问。交谈中还要紧扣主题，把握时间。不能漫无边际地谈论对方感兴趣的事，当对方谈话离题太远时，可用短暂的沉默或引导，让对方回到正题。

3）结束交谈：交谈过程有一个适宜的结束会给对方留下美好的印象，也会为下一次交谈打下良好的基础。交谈结束时可适当对本次交谈内容、效果做简要评价与小结，必要时约定下一次交谈的时间、地点和内容等。还可以用灵活多样的方式结束交谈。例如，道谢式（“谢谢您配合我的工作”）；征询式（“问诊已经基本结束，您还有其他疑问吗”）；关照式（“明天还要检查肝功能，早晨记得抽了血再吃早餐”）。医护工作中，如询问病史、治疗性沟通等，在结束后应补做笔记。如需要在沟通过程中边谈边记，则应向对方做必要的解释说明，以免引起误会。

考点 交谈的过程

（4）交谈的原则　可概括为以下五点。

1）有效应答：交谈中要用适当点头、摇头、微笑、眼睛凝视对方或简短回应等方式对交谈者作出应答，让交谈继续。

2）学会倾听：倾听是指全神贯注地接受和感受交谈对象发出的全部信息（包括语言信息和非语言信息），并做出全面的理解。倾听应特别注意以下几点：①控制干扰，应做好充分准备，尽量降低外界的干扰。②全神贯注，不要分散注意力，交谈中与对方保持目光接触，不要有看手表等分散注意力的举动。③及时反馈，交谈者可通过微微点头、轻声应答"嗯""哦""是"等，以表示自己正在倾听。④耐心倾听，对方在诉说时，不要随意插话或打断对方的话题。⑤善于观察。要注意对方表达的各种信息，特别是非语言行为，以了解其真实想法。

3）态度端正：说话的语气、口吻与态度有时比说话的内容更重要。因而，要善于调控自身情绪和抑制孤傲、猜忌、不屑一顾等不健康心理。信任与接纳是交谈的先决条件和前提。只有双方愿意交谈，才会有交谈的结果。

4）多鼓励少责难：鼓励产生正面效果，责难产生负面影响。如护士对患者的鼓励，能调动患者的积极心态和增强其与疾病抗衡的信心。

5）注意礼貌与避讳：交谈中的称呼、问候都可以体现礼貌性。避讳有三种：①直呼其名。②触犯某些禁忌。③询问隐私问题。例如，对长者及尊者不宜直呼其名，以免引起不愉快。

考点 交谈的原则

4. 演讲　又称讲演或演说，是指在人数较多的场合，以有声语言为主，就某一具体问题发表见解、阐述事理或抒发感情的一种口语表达形式。演讲是以思想、感情、事例和理论来吸引听众，感染听众。因此，演讲者需要通过准确、鲜明、自然、协调的语言表达，辅以动作、手势和表情等调动听众的情绪，才能更好地感染听众。

（1）演讲的特点

1）鼓舞性：成功的演讲能激发听众情绪、赢得喝彩，达到宣讲的目的，是演讲成功的一个标志。

2）目的性：演讲时提出的问题大多数是听众关心的问题，演讲时要有的放矢地提出充足的论据，引起听众共鸣，使听众心悦诚服。

3）欣赏性：演讲者对演讲稿的整体文稿结构、演讲中声调的高低、语速的快慢、手势语的应用及着装等都要进行精心设计，以达到最佳的演讲艺术效果，让听众有美的感受。

4）整体性：演讲活动由演讲者、演讲稿、听众和特定的时空环境等因素构成。为了完成一次成功的演讲，在撰写演讲稿时就要考虑听众的文化层次、工作性质、品位修养等因素，演讲过程中还要考虑语言表达、时长、空间、现场氛围等，环环相扣，缺一不可。

（2）演讲的过程

1）演讲的准备：一个好的演讲必须有充分的准备，包括了解听众、熟悉主题和内容、搜集素材和资料、准备演讲稿或演讲提纲。准备演讲稿时要注意选材立意，要切中听众关心和迫切需要解决的问题。准备好演讲稿或演讲提纲后，要反复进行练习。练习时，可以在备用的演讲稿上把语速、语气、语调标注出来，正式演讲时进行清晰的现场展示，达到理想的演讲效果。

2）演讲的实施：演讲上台前可通过积极心理暗示、深呼吸等放松方式缓解紧张的情绪。上台时站在舞台中间，切勿晃动身体。站好后不要急于开口，稳定情绪后慢慢微笑，第一句话一定要铿锵有力，以调动听众的情绪。进行演讲时，尽量将真情自然地表露。演讲过程中语速要有变化。例如，使用排比句，可增强演讲的感染力，激动人心，语速可以稍作加速，声音也可一步一步提高。演讲中要严格控制口头禅的出现，如"完了""啊""那个"。演讲结束后，要自信地谢谢大家，向听众鞠躬，缓慢走下演讲台。

（三）口语沟通的技巧

口语沟通是一个动态的、连续的变化过程。与人沟通时，注意沟通的技巧，避免沟通的禁忌，正确使用沟通用语，这样才能达到较好的口语沟通效果。

1. 口语沟通的注意事项

（1）态度真诚　做到真心换真心，实现情感上的融洽。

（2）尊重他人　不论是富豪雅士，还是平民百姓，都能够一起交谈，平等相待。交谈中类似年龄、家庭财产、个人收入、婚姻状况、宗教信仰等涉及个人隐私和应避讳的话题，最好不要提及。尊重对方先要接纳对方，包容对方不同的观点、习惯等。如果没有接纳彼此，就不能达到沟通的目的和效果。

（3）学会换位思考　从对方的角度去思考问题，与对方产生共情。

2. 口语沟通的禁忌

（1）成功交谈十忌　一忌高高在上、二忌夸夸其谈、三忌口若悬河、四忌漫不经心、五忌随意插嘴、六忌节外生枝、七忌装腔作势、八忌嘲弄讥讽、九忌口是心非、十忌弄虚作假。

（2）五不谈　不谈政治倾向错误的内容；不谈涉及国家机密和行业机密的内容；不谈涉及别人隐私的内容；不谈诋毁领导、同行、同事的内容；不谈庸俗低级的内容。

（3）四宜谈　宜谈双方拟订的话题；宜谈轻松愉快的话题；宜谈对方所擅长的话题；宜谈热点时事话题。

3. 正确使用沟通用语

（1）表示敬意　多用"请、请问、劳驾、恭喜、恭候、光临、拜托、拜访、拜读、奉还、高见、高论、贵庚"等。

（2）表示谦逊　多用"承蒙夸奖、高抬、过奖、惭愧、献丑、见笑"等。

（3）表示感谢　多用"让您费心了、烦劳、失礼、冒昧"等。

二、书面语沟通

书面语沟通是指以文字形式进行的信息交流与传递，如通过便签、报纸、健康宣教小册子、书籍等传递信息。书面语是在口头语的基础上产生的，是口头语的加工形式。书面语沟通比口语沟通传播信息量更大。

（一）书面语沟通的特点

1. 规范性　书面语沟通属于正式沟通，需要使用规范的书写格式。沟通内容完整、准确、清晰，具有逻辑性和严密性。正式场合中各种文件、法规或契约必须以书面文字形式记录和保存。

2. 准确性　由于书面语沟通的发送者可以在发送信息前反复斟酌字句，减少信息的错误，语言表达准确严谨，信息全面具体。书面语沟通有利于信息接收者全面接收信息，可以避免口头沟通过程中接收者不易记录完整信息的现象。

3. 永久性　书面语沟通的内容具有可多次读取的特征，书面文本可以复制，同时发送给许多人，传达相同的信息，因此书面沟通传达的信息容易被记录、扩散和传播。以书面方式传递信息不容易发生信息丢失或失真现象，便于保存、查阅和引用。

4. 间接性　书面语沟通是间接的单向沟通，信息发送者和接收者借助文字等加以表达和理解，沟通者可以从容地表达自己的思想，还可以通过对词语仔细推敲，表现出个人的沟通风格。书面沟通的间接性还表现为反馈慢，甚至有时不能得到及时反馈。

（二）书面语沟通的常见类型

1. 备忘录　往往是在与会双方会谈时，对一些问题共同磋商所达成的观点、意见、谅解或承诺等进行摘要记录的应用文书。它的功能是使口头陈述功能化，记录的是会谈中对具体问题的详细说明或补充、通告、交涉，并根据这些内容提出论点或进行辩驳。

（1）目的　在涉外活动磋商过程中，为了方便随时检查，不至于遗忘，双方可以把洽谈中的问题与对此问题的一些观点和见解进行摘要记录，在必要时提醒与提示对某个问题进行注意，使洽谈顺利进行。备忘录也可以是在涉外业务洽谈时，经过初步的探讨后，记载双方达成的谅解与承诺，以界定双方的责任，作为今后双方交易或合作的凭据或进一步洽谈时的参考。

（2）备忘录的分类　备忘录通常有面交备忘录、送交备忘录、谅解备忘录等。①面交备忘录是会谈后直接交给对方或向对方当面宣读之后交给对方的备忘录；②送交备忘录则是在会谈后邮寄或者送达对方的备忘录；③谅解备忘录是将双方的备忘录合在一起形成一份，并经双方签字认可，具有协议性质的备忘录。

2. 信函　是指在日常往来中用来传递信息、处理事宜，以及联络和沟通关系的通用文书。它以套封形式按照名称地址递送给特定个人或单位，是向外部传递信息的一种方式。在写作时要目的明确、信息全面、主题突出、语言简洁、段落分明、标点规范。

3. 便条　是一种非正式的书信或通知，人际交往中用于对简单事项的沟通和交流。便条内容简单，大多是临时性询问、留言、请示等。便条不需要邮寄，一般托人转交或临时放置在特定的位置，有时甚至直接写在公共场所的留言板或留言簿上。

链　接

网络书面语言沟通注意事项

使用微信、QQ 等软件进行职业性沟通时应注意以下几个方面。①称谓恰当：给同事发工作微信，最好称呼具体人名，以示诚意和尊重；给上级发工作汇报，称谓的选择应为上级的姓氏加职位，如“李主任”。②首句中即反映出主题，能帮助接收方及时高效地读取信息。例如，“开会通知”后紧接会议时间和地点。③内容简洁有条理，尽可能用一条信息涵盖全部信息，减少微信往来次数。如果需要传递的信息有多项，宜分点阐述。④可在结尾处注明“收到请回复，谢谢!”等结尾语以确保信息传递到位。⑤署名明确勿漏，若信息较为正式和规范，结尾处必须署名。

第 2 节　非语言沟通

案例 3-2

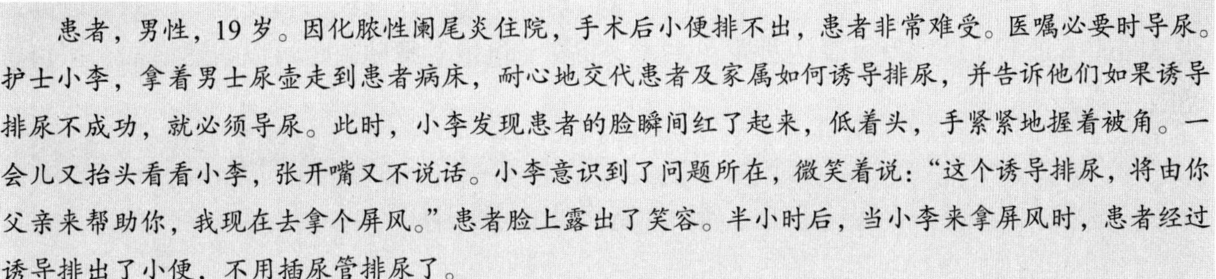

患者，男性，19 岁。因化脓性阑尾炎住院，手术后小便排不出，患者非常难受。医嘱必要时导尿。护士小李，拿着男士尿壶走到患者病床，耐心地交代患者及家属如何诱导排尿，并告诉他们如果诱导排尿不成功，就必须导尿。此时，小李发现患者的脸瞬间红了起来，低着头，手紧紧地握着被角。一会儿又抬头看看小李，张开嘴又不说话。小李意识到了问题所在，微笑着说：“这个诱导排尿，将由你父亲来帮助你，我现在去拿个屏风。”患者脸上露出了笑容。半小时后，当小李来拿屏风时，患者经过诱导排出了小便，不用插尿管排尿了。

问题： 1. 护士小李意识到了什么问题？

2. 她是通过什么现象判断出来的？

人与人之间的交流可以用语言来表达，还有许多不能用语言形容和表达的思想感情，可以通过手势、摇头、点头等非语言形式来完成，可以更加直观形象地表达思想情感，可以比语言更加真实地表达沟通者的心声。

一、非语言沟通的概念

非语言沟通是指人们在沟通过程中，不采用语言作为表达意见的工具，而运用其他非语言方式传递信息的过程。非语言沟通是相对于语言沟通而言的，是以人的仪容仪表、行为举止、面部表情等非语言信息作为沟通媒介进行信息传递的沟通方式。对于医护人员而言，学习非语言沟通有助于在沟通过程中，运用非语言行为深入了解患者的思想情感和疾病的变化，更好地判断病情变化。

二、非语言沟通的特点

非语言沟通作为人际沟通的一种基本表达手段，是有规律可循的，其主要特点有以下几方面。

（一）真实性

非语言沟通在沟通中所表现出的真实性有时比语言沟通强得多，特别是在情感的表达、态度的显示、气质的表现等方面，非语言沟通更能显示出信息的真实性。非语言行为往往是无意识的，不像语言沟通过程中词语的选择可以受理性意识的控制。因而，人们常说不光要“听其言”，还要“观其行”才能辨析其语言的真伪。

（二）广泛性

无论哪个民族、哪个国家，或者男女老少，都可以用同样的非语言符号来表达同一种情感。非语言沟通的运用是极为广泛的，即使在语言差异很大的环境中，人们也可以通过非语言信息了解对方的想法和感觉，从而实现有效沟通。

（三）持续性

非语言沟通是一个持续的、不间断的过程。在沟通交往的整个过程，双方的仪表、举止、表情传递出行为者的相关信息，肢体动作也会显示出双方一些特定的关系。

（四）情景性

在不同的情景中，相同的非语言符号表示不同的含义。非语言符号的解读不能脱离当时当地的条件、环境背景。只有将非语言符号与情景联系起来才能使沟通准确、适当。例如，在不同的情景下，流泪既可表达悲痛、生气、委屈、仇恨等情感，也可以表达幸福、兴奋、感激、满足等情感。

考点 非语言沟通的特点

三、非语言沟通的作用

（一）表达情感

久别重逢的朋友见面时紧紧拥抱，表达的是友谊的深厚和思念之情。护理人员紧握手术患者的手表达的是安慰和鼓励。同样，患者一个赞许的目光，也可以使医护人员消除满身的疲惫，感受到工作的重要意义。这些非语言信息是人们真情实感的流露，人的喜怒哀乐都可以通过表情、体态等形象地展示出来。

（二）传递信息

患者及其家属来到医院，对环境不熟悉、对疾病不了解而焦虑，常常会让他们产生恐惧和不安，他们会特别留意医护人员的言行举止。常常利用这些信息来验证或确认自己心中对疾病的疑问。例如，手术室外焦急等待患者出来的家属，常常根据出入手术室的医生和护士的表情、步态来判断亲人的病情。因此，医护人员应当重视自己的非语言行为对患者的影响。端庄大方的仪容、和蔼可亲的态度、训练有素的举止会给患者带来如沐春风的感觉，从而促进医患间的沟通和交流，利于建立良好的医患关系。

（三）显示关系

人与人交往时面带微笑、语调柔和，传达的是友好和热情。面部表情严厉、冷漠传达的则是疏远的关系。在日常的医护工作中，护理人员在与患者交流时靠近患者坐着，显示了双方平等亲切的关系。

（四）补充替代语言

人际交往中，经常会有词不达意或用语言难以表达的时候，此时非语言沟通就起到了代替或补充语言沟通表达的作用。

（五）调节互动

调节互动是指非语言沟通可以用来协调和调控人与人之间的言语交流状态，主要有点头、摇头、注视、皱眉、降低声音等。这些非语言信息调节着双方的互动行为，并帮助交谈者掌控沟通的进行。

四、非语言沟通的原则

（一）通俗准确

表情、手势、眼神等代表的意义和感情色彩有些是约定俗成的。在不同民族、不同国家、不同时代，同样一个体态动作有着不同的含义，因此，要根据内容表达的需要准确使用非语言，既要通俗，又要因时因地因人而异。

（二）协调自然

非语言沟通应该与语言表达配合默契，只有协调各种动作姿势，并与其他非语言动作如眼神、面部表情紧密配合，使各种表现手段协调一致，才能达到良好的沟通效果。才能真实、自然，否则会给人一种虚假的感觉。

（三）温和适度

运用非语言方式进行沟通时，要做到适度、端庄、优雅，让大众能够接受，凡事“过犹不及”。

（四）灵活应变

人际交往中，经常会出现一些意想不到的事情，有时发言时言语失态，或是结果超出预期，或是周围环境出现了意料之外的变化，如果镇静自若地面对出现的问题，就会帮助自己暂时摆脱困境，如用手势语、姿态语来表达拒绝等。

五、非语言沟通的主要形式

非语言沟通形式多样，总体来说分静态语言和动态语言两种类型。

（一）静态语言

静态语言是人们文化修养、社会地位、经济能力和精神面貌的外在表现，通常是指人的外表，包括仪容、服饰等。医护工作中，医护人员衣着端庄得体、仪表自然大方能将医护人员的精神风貌体现出来，也是其自信的象征，同时也能为患者带来视觉上的美感和心理上的安全感，并获得患者的尊重。

1. 仪容　是人的外表容貌，是自尊、自重、自爱的表现。男士仪容要清爽、得体、潇洒，女士仪容要整洁、端庄、大方。

（1）发型　在人际交往中，发型应该整洁不夸张。医护工作中，医护人员的发型应符合其职业特点，前不过眉，后不过领。不要遮挡视野、影响医疗护理操作，更不要把头发染成艳丽的颜色。日常生活中应保持头发的干净整洁，勤洗发、勤整理，展示出有朝气、有活力的精神面貌。

（2）面容　医护人员的面容应保持干净整洁，并注意去除眼角、耳、鼻等处的分泌物。

（3）妆容　人际交往中，通过化妆对仪容进行修饰，并以此来展示自身良好的形象，这既是自尊的表现，也是对交往对象的尊重。例如，护士持淡妆上岗，既显得精力充沛，也是对患者尊重的表现。

2. 服饰　狭义的服饰仅仅体现为穿衣戴帽，广义的服饰是人们文化、审美观念，以及社会地位、精神面貌的外在表现。在现代社会，每个人对服饰应根据自身特点、职业、体型进行合理选择，通过服装来展现自我。在正式场合不宜穿 T 恤衫、牛仔服、夹克衫、短裤、超短裙；护士在工作场合应穿护士服，医生在工作时应穿白大褂。

（二）动态语言

人际交往中，人们身体的姿势、动作都在有意无意地透露出内心蕴藏的信息。这些动态语言表达的形式多种多样，加上民族、文化、性别存在差异，表达的含义就更加复杂，在此介绍几种常见的表现形式。

1. 触摸　是人体各部分之间或人与人之间通过接触抚摸的动作来表达情感和传递信息的一种行为语言，是人际沟通的特殊形式，如握手、抚摸、搀扶和拥抱等都是触摸的主要形式。适当的触摸对个体的生长发育、智力发展及良好性格的形成有显著的刺激作用，如婴儿在母亲的怀抱中睡眠更好，生长发育较快；友善的触摸、适当的身体接触可以产生愉快的感觉，有利于改善人际关系，能让双方在交往中获得对彼此的信任；触摸还有利于传递各种信息，如许久未见的朋友见面时热情拥抱表示两人关系密切，护士触摸高热患者的额头时传递出对患者的关心。在某些不适合用语言表达关怀的场合下，就可以用触摸来代替。

2. 手势语　手势是身体动作中运用最广泛、最具表现力的非语言手段，具有很强的象征性。在语言不通等情况下，手势有助于沟通者识别对方情绪和感情，成为最重要的人际沟通方式之一。日常常用手势语：①指示性手势语可明确表明方向、地点或某个物体。可以加强沟通的真实性，如指引患者就诊时，可利用伸手这一动作提示位置所在地。②情绪性手势语是用以表达感情的一种手势动作，可增强语言的感染力，如拍拍脑门表示“悔恨”，两手相交表示“紧张”，竖起拇指表示“赞扬”等。③象形性手势语可用以模拟人或物的形状、体积、高度等，能给人以具体明确的印象。这种手势常略带夸张，只求神似，不可过分机械模仿。④象征性手势语可用以表现某些抽象概念，以生动具体的手势辅助有声语言构成一种易于理解的意境，如讲故事、演讲、辩论时配合使用的手势等。

3. 表情　面部表情能真实可信地反映出人们的思想情感、心理活动及变化。医务人员应以职业道德情感为基础，恰当使用表情，向患者表现出和蔼可亲、乐观向上的情感。

（1）目光语　目光在日常沟通交往中是一种独特的非语言沟通形式，它能表达许多语言所不易表达的复杂而微妙的信息情感。“眼睛是心灵的窗户”，眼神会透露出人们真实的内心和隐秘的情感，不同的眼神，给人留下不同的印象，如眼神坚定明澈，使人感到坦荡、善良；眼神左顾右盼，则会显得心慌意乱。因此，在医疗工作中，医护人员要多与患者进行目光上的沟通交流，通过眼神的沟通交流，把医护人员对患者的关心爱护之情传达给患者，同时也可以通过目光的接触解读患者的内心，以便快速明确诊断和治疗患者，帮助患者早日康复。

（2）微笑　是表情中最能直接、准确、迅速传递信息的体态语，微笑时，嘴部向上移动，略呈弧形，但不宜露齿，不宜发出笑声。微笑是世界通用的非语言行为，超越了民族和文化的差异，可以与有声语言相结合，达到心灵的沟通。医务人员在微笑时要注意：①发自内心微笑。应和语言、神情和谐统一，自然的微笑能给患者送去希望。②真诚微笑。真诚微笑能使护患沟通在轻松的氛围中展开，能够真正地感动患者。③适度微笑。笑得过分，有讥讽之意；笑得过短则有虚假之意。④适当微笑。医护人员的微笑要与工作场合、环境、患者的心情相适宜。

链　接

微笑的魅力

微笑在非语言沟通中具有奇特的魅力。微笑是招人喜欢的“磁石”，微笑是融洽气氛的“润滑剂”，微笑是深化感情的“催化剂”，微笑是开启心扉的“钥匙”，微笑是表达歉意的“载体”，微笑是以柔克刚的“妙招”。

4. 人际距离　是指沟通双方通过个人空间位置和距离来进行传情达意的体态语言。每个人都有自己独有的空间需求。

（1）人际距离的分类

1）亲密距离：一般为 0～0.45m，是一种允许存在身体接触的距离，通常存在于父母与子女、夫妻、情侣及极其亲密的朋友之间，处于此距离的人们能感受到彼此的气味、呼吸，甚至体温。关系一般者，尤其是与异性共处时，应避免采用这种距离。在医疗护理工作中，有些护理操作必须是亲密距离才能实施，如体检、口腔护理、皮肤护理等，护理人员应提前向患者进行解释或说明，使患者有所准备并配合，避免患者紧张不安或产生不适感。

2）个人距离：一般为 0.45～1.2m，伸手可以碰到对方的手，但不容易与对方有身体方面的接触。这是一般交往时保持的距离，熟人、朋友、同事之间的交谈通常是采用这种距离。护士对患者进行健康教育、心理咨询等，通常是在这种范围内进行的，是护士与患者之间较理想的人际距离。

3）社会距离：一般为 1.2～3.5m，是正式社交和公务活动中常用的距离，通常是不密切的人际关系的交往距离，如小型会议、商业洽谈、招聘面试、论文答辩或宴会等。护理人员在面对较为敏感的患者或异性患者时可采用这种距离，以减轻对方的紧张情绪。另外，医务人员之间讨论病例或做健康评估时，也常采用这个距离。

4）公众距离：一般为 3.5m 以上，主要适用于群体交往，以及与自己不相识的人共处。这种距离通常存在于公共场合的陌生人之间、演讲者与听众之间。一般情况下，公众距离不适合个人交谈。

（2）人际距离的调整　在人际交往中，与沟通对象之间的距离要根据不同情况进行调整。①根据交往对象调整。面对长辈，主动缩短距离，表示尊敬、亲切之意；但在面对敏感的患者、异性患者和沟通能力较差的患者时，应适当增加一些人际距离给对方足够的空间。②根据交往场合调整。例如，在公共场合中有人正在谈话时，旁人不应靠得太近，不然会引起谈话双方的反感。③根据交往内容调整。例如，交谈内容比较严肃时，需要稍远些的人际距离；谈话内容比较轻松时，人际距离就可以适当缩短；交谈内容具有一定隐秘性时，距离就应更近一些。

5. 姿态语 主要是指人的站、行、坐、蹲等身体姿势显示出的气质。通过一个人的个体姿态人们可以看出这个人的文化修养和品位。常言道："坐有坐相，站有站相。"医护人员规范的职业行为，往往会通过站、走路、就座、持物的姿势表达出来。例如，医护人员在工作中，行走时眼睛平视前方，手臂前后自然摆动，匀速前进。表现出自信、豁达。患者对医护人员的信任感也会油然而生。

曹广——离"埃博拉"最近的中国人

曹广是北京安贞医院普外科的一名医生。2014 年 3 月他在非洲国家几内亚援非医疗期间，接触并诊治了一名患者。这名患者后来被确诊为几内亚首都科纳克里第一位埃博拉病毒感染者。不幸的是，与曹广一起诊治这名患者的 6 位几内亚医护人员先后因感染埃博拉病毒而牺牲，曹广因为密切接触过这名患者，也被隔离。此时，埃博拉病毒开始在非洲蔓延，但中国距离非洲较远，还没有人员感染。而作为援非医疗队一员的曹广，成为中国人中距离埃博拉病情最近的人。面临死亡的威胁，曹广没有惧怕。隔离期间，他每天坚持运动，不断向同事传递战胜病毒的信心。最终，曹广战胜了可怕的病毒，隔离期结束，他安全走出隔离区。

第 3 节 医护工作中书面语沟通技巧

在医护工作中，护患之间及医护之间通过文字、画图、表格等形式进行患者病情的信息沟通。医护人员借助书面语的沟通手段，可以有效地搜集患者的相关资料，确定医疗诊断与护理诊断，制订医疗、护理计划，并完成有关医疗文件的书写与整理工作。

一、护理书面语沟通的作用

护理书面语沟通应用于护理工作的各个环节，主要体现在以下四个方面。

（一）储存与沟通的作用

护理人员通过书写形式将各种信息进行完整、准确、清晰的储存，形成了护理文件。此类护理文件储存不受时间和地域的限制。同时护理人员通过阅读护理记录单和体温单等护理文书，高效快速地获取患者相关信息，有利于提高医疗服务质量。不同班次的护理人员也可利用这些护理文书，在交接班时更真实、及时地了解患者全面情况。还有一些护理学术论文和研究资料，则可以通过专刊、书籍和网络技术媒介等方式，在更大范围和更长时间内交流沟通。

（二）考核与评价的作用

书写护理文书不仅可反映护士的工作态度、工作方法、工作内容和工作质量，同时还可以反映出科室和医院的整体管理水平。因此，护理文书既可以作为考核护士工作业绩和专业水平的重要依据,也可以作为考核和评价科室或医院整体服务质量与管理水平的基本资料。

（三）教学与科研的作用

护理文书能准确、完整地反映出护理活动全过程，因此可以成为临床教学的理想教材。在教学中，教师可以利用护理文书的相关内容，动态地讲述护理人员的工作内容与质量要求，学生也可将理论知识与临床实践相结合，完成教学目标。护理文书积累了丰富的临床资料，为护理工作者提供了最基本的教学科研资料。

（四）法律的作用

由于护理文书能够完整准确地记录临床护理工作情况并能理想地保存起来，其可以作为重要的司法证明材料，具有较强的法律效力。特别是发生医疗事故、人身伤害等情况时，原始的护理文书资料就是医疗事故鉴定中审查医疗行为和医疗过程的客观证据。因此，护理工作者在工作中必须严格按照书写原则和要求认真书写各项护理文件，从而保护护患双方的合法权益。

二、护理书面语沟通的原则

护理工作中的书面语既具有一般写作的方法和规律，又具有护理学科的专业特点。因此，护士在进行书面语沟通时应遵循一定的原则。

（一）科学性

临床护理工作是一项科学严谨的工作，书写护理文件应坚持实事求是的工作态度，客观真实、及时准确地书写护理文件。在撰写护理论文时也不能违背科学性原则，未经查实的材料不应采用。

（二）规范性

为使护理工作顺利有序进行，护理文件书写的基本格式已经统一，并随着护理专业的发展趋于标准化和简约化。例如，医学术语、缩写、计量单位等，均有规范化、标准化的规定。

（三）及时性

无论是交班报告还是护理病历都应该做到及时、准确，不允许提前或推后。临床上抢救危重、急诊等特殊患者时，也应及时对抢救过程中的病情变化做准确完整记录。特别是抢救过程中的口头医嘱，在抢救结束后应立即与医生核对，确保护理记录的及时性。

（四）准确性

护理工作直接关系到患者的健康甚至生命安全，因此护理文件的书写一定要做到客观真实、准确可靠，绝不能凭主观猜测、臆造，代替别人记录或请他人代写。

（五）完整性

护理文书应该是一个严密的整体。例如，在护理病历中，确定的每一个护理诊断都应有相应的护理措施；每设立一项护理措施，就应有相应的实施记录和效果评价，环环相扣，缺一不可。尽管前后书写的时间和记录人发生变化，但书写的项目内容仍然要保持连贯与完整。

（六）符合伦理

护理书面语沟通时要注意保护服务对象的隐私，尤其在交流发表时应特别注意，不能侵犯了患者的权利。

考点 护理书面语沟通的原则

三、书面语沟通在护理工作中的运用

护理文书是指护理人员在为患者提供护理服务的过程中，根据法律法规规定，将患者住院期间病情变化及各项护理活动等内容予以书面记录，是护理人员在护理活动中形成的文字、符号、图表等资料。常见的护理文书有以下几方面。

（一）体温单

体温单除了记录患者生命体征数据外，还包括出入院时间、手术时间、大小便情况、出入量、血压、体重等信息。书写时应按照规定的符号和格式准确填写，不得编造虚假数据，准确反映患者主要情况。医生可以通过阅读体温单，判断患者病情变化情况，以便及时修改治疗方案。

（二）医嘱单

医嘱单是医生根据患者病情的需要，拟定治疗、检查等计划的书面嘱咐，由医护人员共同执行。它是患者诊断、治疗方案的记录，也是处理医疗纠纷的重要凭据。因此，要求医护人员要以严肃认真的态度一丝不苟地进行填写，不能涂改并在完成后签上执行者全名。

（三）护理记录单

对危重、抢救、大手术后、需要严密观察病情和出现病情变化的患者，都应做好书面护理记录。对病情危重、大手术后需特护的患者，24 小时均有专人护理，并要求随时记录病情、治疗方案、护理措施等，这些是反映病情的原始资料，可为诊断、治疗和护理提供依据，以便及时了解和全面掌握患者情况，观察治疗或抢救后的效果。

（四）病室报告

病室报告是值班护士针对值班期间病室情况及患者病情动态变化等书写的工作记录和交班的主要内容，其是向下一班护士交代的工作重点。内容主要为患者流动情况、重点观察对象的病情变化及相应医疗、护理措施实施的效果等。通过阅读病室报告，接班护士可全面了解病室全天工作动态、患者的身心状况、需继续观察的问题和实施的护理措施。

（五）护理病历

在临床应用护理程序过程中，有关患者的健康资料、护理诊断、护理目标、护理措施、护理记录和效果评价、出院小结及出院指导等，均应有书面记录，这些记录就构成护理病历。护理病历应反映出护理程序的每个环节，记载护士对患者实施身心整体护理的全过程。

（六）个案护理病例与报告

个案护理病例是护理人员在护理某些疑难、典型病例时，为了学习、探索护理规律和总结护理经验所写的较为完整的病案资料。个案护理报告是临床工作的一种特殊形式，写作格式比较灵活，结构简单，主要是围绕一个病例进行写作，形式为一例一议，关键是善于发现和总结典型病例的护理经验。

（七）护理管理应用文

护理管理应用文是护理行政和业务管理方面的应用文体，除了具有应用文共同的功能和作用外，还具有专业的特色和个性。其内容是紧紧围绕着护理专业以传达和贯彻上级的方针政策，联系和处理各级机关、部门的行政事务，以及在部门、单位之间互通情况，在及时总结和交流经验教训等方面能发挥极为重要的作用。

（八）护理论文

护理论文是以护理学科及相关学科的理论为指导，经过科研设计、实验、观察，取得第一手资料，再经归纳分析及必要的统计学处理，撰写而成的护理科研作品。

自 测 题

A_1/A_2 型题

1. 关于语言沟通和非语言沟通，下列哪种说法是错误的（　　）
   A. 语言沟通和非语言沟通是相互联系的
   B. 非语言沟通可以强化语言沟通的含义
   C. 语言沟通可以澄清非语言沟通的含义
   D. 语言信息比非语言信息更能准确地表达一个人的思想
   E. 语言信息往往比非语言信息更可靠
2. 护士与患者交谈前应做好准备，以下哪项是不需要的（　　）
   A. 选择交谈时间　　B. 记录患者的治疗护理要点
   C. 了解患者一般情况　　D. 确定交谈目的
   E. 选择交谈环境
3. “谢谢你配合我的操作。”这句话属于哪种交谈结束方式（　　）
   A. 关照式　　B. 道歉式
   C. 邀请式　　D. 征询式
   E. 道谢式
4. 交谈时的原则不包括（　　）
   A. 学会倾听　　B. 延迟应答
   C. 态度端正　　D. 注意礼貌与避讳
   E. 多鼓励少责难
5. 书面语是在口头语的基础上发展起来的，但又有别于口头语，其特点是（　　）
   A. 传播的超时空性　　B. 较强的逻辑性和表达的间接性
   C. 沟通对象的不准确性　　D. 保存的永久性
   E. 以上都正确
6. 一位护士在与患者的交谈中，希望了解更多患者对其疾病的真实感受和治疗的看法。最适合的交谈技巧为（　　）

A. 认真倾听
B. 仔细核实
C. 及时鼓励
D. 开放式提问
E. 沉默

7. 演讲的特点有鼓舞性、目的性、欣赏性和（　　）
A. 真实性
B. 稳定性
C. 背诵式
D. 整体性
E. 单一性

8. 在人际交往中，适用范围最广的笑是（　　）
A. 含笑
B. 微笑
C. 浅笑
D. 大笑
E. 轻笑

9. 下列哪一项不属于非语言沟通的类型（　　）
A. 仪表和身体的外观
B. 面部表情
C. 目光接触
D. 触摸
E. 文字和符号

10. 个人距离是护患沟通的最理想距离，它是指护患沟通时双方相距（　　）
A. 0～0.5m
B. 0.45～1.2m
C. 1.2～4m
D. 1.5～4m
E. 2～3m

11. 患者用手捂住胸口向护士描述他胸痛的感受，护士观察到患者面部的表情，这些非语言行为具有（　　）
A. 表达情感作用
B. 补充替代语言作用
C. 显示关系作用
D. 调节互动作用
E. 传递信息作用

12. 非语言沟通是人们在日常交流中传递信号的重要途径，下列表述有误的是（　　）
A. 有时可以代替语言
B. 有时可以强化语言效果
C. 有时可以帮助融洽关系
D. 不存在表达错误
E. 有时可以缓解关系

13. 不属于护士的非语言性沟通的是（　　）
A. 触摸
B. 倾诉
C. 手势语
D. 人际距离
E. 面部表情

14. 护士在表扬小患者接受治疗很勇敢的同时竖起大拇指，这是非语言沟通的哪项作用（　　）
A. 表达情感作用
B. 补充修饰作用
C. 调节互动作用
D. 补充替代语言作用
E. 显示关系作用

15. 护士在工作中微笑很重要，下列不正确的是（　　）
A. 迎接新患者时面带微笑
B. 为患者做操作时面色镇定

C. 面对疼痛的患者保持微笑　　D. 与紧张、焦虑的患者交谈时保持微笑
E. 与患者交流时经常要注视患者，面带微笑

16. 初产妇，正常阴道分娩。第二产程时宫缩频繁，疼痛难忍，痛苦呻吟。此时护士最恰当的沟通方式是（　　）
A. 投以关切的目光　　B. 劝其忍耐
C. 默默陪伴　　D. 握紧产妇的手
E. 抚摸腹部

17. 小李是在产科工作的一名护士，一日在护理一位孕妇时听到："我正尝试着不去担心我的孩子。"小李思考片刻后回应道："当我感到焦虑时，我总是去散步，你也试一试。散步对减轻我的焦虑很有效。"请问小李回应的方式是什么（　　）
A. 改变话题　　B. 提供错误的或不恰当的保证
C. 及时鼓励　　D. 陈述个人的观点和意见
E. 快速下结论或者提供解决问题的方法

18. 患儿，女性，3 岁。因急性淋巴细胞白血病入院。在与患儿沟通时，护士始终用半蹲姿势与其交谈。此种做法主要应用的沟通技巧是（　　）
A. 倾听　　B. 触摸
C. 沉默　　D. 目光沟通
E. 语言沟通

A_3/A_4 型题

（19、20 题共用题干）

患儿，男性，2 岁。因缺铁性贫血入院治疗，患儿治疗期间由母亲负责照顾。

19. 护士在护理患儿的过程中，下列做法正确的是（　　）
A. 让患儿母亲为患儿测量体温　　B. 告诉患儿母亲餐前服用铁剂
C. 对患儿及其母亲进行健康指导　　D. 向患儿母亲保证患儿会很快康复
E. 用医学术语解答患儿母亲的提问

20. 护士不正确的倾听技巧是（　　）
A. 注意集中精力，认真倾听
B. 适当保持眼神的接触
C. 双方的距离以能看清对方的表情为宜
D. 使患者处于仰视位
E. 轻声说话以能听到为宜

（杨翠红　张笑琳）

第4章 实用沟通技巧

一个人的成功，很大程度上取决于他的沟通能力。善于沟通的人，会采用恰当的方式，运用语言文字及肢体语言等辅助手段与他人进行交流，这就是人们常说的沟通技巧。日常生活、学习和工作中，在不同的情境下，可以运用的沟通技巧有很多，如选择恰当的时机赞美他人；在人际冲突产生时，注意先控制情绪，再积极化解矛盾等。

第1节 赞美与劝慰

案例 4-1

中职一年级学生小刚，初中文化课基础不好，到了中职学校后学习态度也一直很消极。在一次班级活动结束后，班主任公开表扬他："本次活动非常成功，离不开同学们的共同努力，特别是小刚同学，在活动策划时提供了非常好的创意……"此后，小刚充满自信，积极参加学校组织的各项活动，学习态度也有了很大的转变。

问题：从这个案例可以看出，一句简单的赞美能对人产生多大的影响？

一、赞　美

（一）赞美的定义

所谓赞美，是对他人的言行举止、所作所为予以肯定、表扬，从而激发其自信心、调动其积极性的一种行为。人们在学习、生活和工作中，都会有渴望被肯定的时候。例如，学生考试成绩进步了，希望获得家长和老师的肯定；孩子做家务时，希望得到父母的夸奖；护理人员希望自己娴熟的操作技术获得患者的认可。

赞美是一种心理需要，它是人际交往中的润滑剂；赞美是一种魅力，它能使人获得良好的人际关系；赞美是一种美德，它能使人不断进取，不断开拓；赞美是一种智慧，它能使人在生活和工作中一帆风顺；赞美是一种无声的语言，它能给人以信心、力量和勇气。

（二）赞美的作用

赞美他人体现了对别人的尊重、期望和信任。恰如其分的赞美，有助于增进双方的友谊，有助于协调人际关系，改善人际沟通的效果。

在日常生活中，我们每个人都需要得到他人的欣赏和认可。当被别人赞美时，人们心理上会产生一种成就感和满足感，它能使人在轻松愉悦的气氛中相互沟通，并形成和谐融洽的人际关系。经常赞美同学或朋友，可以让同学或朋友之间的友情越发深厚；经常赞美家人，可以让父母和子女之间的亲子关系更为融洽，家庭更加和睦；经常赞美同事和领导，可以让你成为职场中非常受欢迎的人。

有时候，在他人身陷人生低谷之际，主动地赞美他人，可能还会成就他人，甚至改变他人的命运。

考点 赞美的作用

（三）赞美的技巧

赞美是一门艺术，是人与人沟通中最常用的沟通形式。在日常生活中，赞美他人要注重运用恰当的方式和方法，才能真正起到构建和谐人际关系的作用。

1. 赞美要以对方为中心　在人际交往中，任何以对方为中心的沟通方式，都会让人感到被重视和尊重，从而在心理上产生愉悦的感觉。

2. 赞美要因人而异　每个人都有不同的个性特点和不同的生活经历，因此在赞美他人时也要因人而异，突出不同之处。例如，对青年人的赞美可以是“你很有才华”“你年少有为”；对中年人的赞美可以是“您真是一个有学问的人，我在您身上学到了很多”；对老年人的赞美可以是“您气色真好”“您真是一位有智慧的老人”等。

在具体运用赞美技巧时，要根据对方的年龄、性别、阅历和工作性质等多方面综合考虑，说出的赞美之词才能让对方感到你对他的重视和尊重。

3. 赞美要真诚　赞美要真诚才能打动人、感染人、激励人。不真诚的赞美会使对方感到不愉快和敷衍，从而产生反感。

我们在与同学、朋友、同事相处的时候，应该学会多看别人的优点。一个人眼中的世界，其实是他内心的投射。积极、阳光、充满正能量的人由于总是看到别人的优点，在人际交往中，常常自然流露出对他人真诚的赞美。

4. 赞美要选择恰当的时机　当身边的人在学习或工作中取得成绩时，我们一定要不吝啬对他的赞美。例如，当你的同学刚刚获得护理技能比赛一等奖时，你在第一时间说出赞美之词，会让同学感受到你作为好朋友真心替他高兴。

5. 在劝慰他人时运用赞美的技巧　当人们面对困难和挫折时，经常会丧失信心，产生自卑的心理。此时，如果家人和朋友劝慰“你那么聪明，好好努力，下次肯定能考好”“你工作能力强，这点困难一定能克服”。这样的语言一定可以让家人和朋友信心倍增，重燃斗志。

考点 赞美的技巧

赞美是一种正能量，一种动力，可以鼓舞他人，激励他人。不要吝啬对别人说一句赞美的话，要用最真诚的态度去赞美别人。经常运用赞美这种沟通技巧，可以让人们拥有和谐的人际关系，可以让人们变得更加快乐和幸福！

二、劝　　慰

当朋友伤心难过时，很多人要么好言相劝：“不要哭了，你要坚强。”要么给朋友出主意，告诉对方应该怎样做，还有人会说：“我很早就和你说过……”这些不恰当的劝慰方式，有时会适得其反，让朋友陷入更悲伤的情绪中。

无论在生活中遇到伤心难过的朋友，还是在工作中面对悲伤、绝望的患者，都需要运用劝慰的沟通技巧，疏导朋友或患者的情绪。

（一）用倾听和陪伴慰藉

面对伤心、难过的人，首先想的不应该是用什么样的语言去开解对方，而是应该换位思考，用同理心去理解对方的情感、处境。大多数时候，在人们陷入悲伤的情绪时，更需要的是家人、朋友的倾听和陪伴。

想安慰一个人，先要用心倾听，了解他为什么伤心、难过，通过他的表述，理解事件的来龙去脉。倾听时，你可以牵着他的手、轻拍他的后背、替他倒水、递纸巾等，这些都在传递一个信息：尽管生活中有很多不如意，但是我一直陪着你。作为倾听者，实际上就是对方的宣泄对象。一个人在宣泄的过程中，坏情绪也会逐渐得到释放。

（二）用相似的经验来抚慰

在你极度失落和沮丧的时候，有人告诉你“别太在意”“别灰心，继续努力”，你会觉得对方说的话，对自己毫无帮助；如果有人在安慰你的时候，讲述自己曾有过的相同遭遇，你则会感受到来自朋友的理解。例如，身处逆境的人说：“我的人生已经没有希望了。”劝慰的人可以说：“我以前也曾面对过类似的事情，那时候我觉得生活没有任何意义，但是在亲人和朋友的帮助下，我最后还是克服了那些困难。你要相信，办法总比困难多，让我们一起来想想解决方案。”

（三）不向失意的人展示自己的得意

人在失意、难过、绝望的时候，通常都会很脆弱，承受能力也会变得很差。如果这时有人告诉他自己有多成功，对失意的人来说，无疑是雪上加霜。要知道，没有人想成为其他人自吹自擂的陪衬。一个善于沟通的人会特别注意，在自己人生得意的时候，照顾身边那些失意的朋友的情绪，尽量不炫耀自己的成功、不晒出自己的幸福。

第 2 节　批评与拒绝

案例 4-2

实习护士小丽实习第 3 天，在为患者输液时连续扎了 3 针才成功，患者家属投诉到护士站。护士长并没有直接批评小丽，而是把她带到值班室，先是耐心倾听小丽的叙述，待小丽情绪平稳后，首先肯定了小丽能够成功进针，然后指出操作中存在的问题，最后让小丽换位思考，如果患者是自己的亲人，小丽作为患者家属希望护士怎样做？小丽心悦诚服地接受了批评，并向家属致歉。

问题：小丽为什么会心悦诚服地接受护士长的批评？

一、批评的艺术

（一）善于批评

在人际交往中，人们常常提到的“批评”，是指在沟通双方中，一方指出另一方的缺点、错误和不足，并提出要求、建议。批评不是指责、讥讽或者抱怨，其本质应该是一种善意的关怀，是为了帮助对方进步、改善，是为了让沟通双方能和谐相处的一种真诚表达。例如，当学生上课不注意听讲时，教师就会指出学生的错误，并提出要求，引导学生调整学习态度；当实习护士的护理操作技术不娴熟，被患者家属投诉时，带教老师会指出实习护士操作中存在的问题，让其意识到自己的不足之处，并加以改正。

在人际交往中，批评是不可避免的，有时方法不恰当，很容易对人的自尊心造成伤害，但为了个人的发展、集体的利益，有时须运用这样的沟通方式。因此，在学习、生活和工作中，应适当、适度地运用沟通技巧，并且注意因人而异。只要方法得当，即使是批评也可以使人际关系更和谐，增强团队的凝聚力。

（二）批评的注意事项

没有规矩不成方圆，对于学生来说，处在一个班集体中，班规、校规可以约束每个学生的言行；对于医护人员来说，医院的规章制度、各项卫生法规可以约束医护人员的工作纪律。在学习或工作中，如果触犯相应的规章制度，作为教师或管理者就会为了指出缺点和错误、指明工作方向而采用批评的沟通方式，督促被批评者改进。

批评是一门艺术，需要批评者明确自己批评的真正目的是纠正对方的错误，不仅要站在自己的角度独立思考，还要站在被批评者的角度考虑。批评者运用恰当的批评技巧，才能发挥批评所具有的正向的约束功能和激励作用。

1. 注意场合　当发现问题时，批评者首先要控制好自己的情绪，不要不分场合地批评，应照顾被批评者的感受，尽量单独沟通，给被批评者“留面子”。在人多的场合，如班会、工作会议等场合，可以采取不指名道姓的方式，指出集体、组织中“有的人”存在的问题。

2. 选择恰当的时机　当组织成员出现错误时，批评者尽量及早指出被批评者的问题，以便于被批评者及时认识到自身的问题，尽快改正。

3. 抓住主要问题　作为批评者，如果经常抓住小事喋喋不休、否定他人，会打击组织成员的积极性，应抓住比较突出的主要问题，适度批评，才能达到预期的效果。

4. 对事不对人　批评者应注意，针对具体的问题进行客观分析，切忌不冷静地夹杂主观情绪。批评的是具体的“事”，不能上升到被批评者个人。

5. 给出合理性建议　批评者指出问题，被批评者意识到自己的错误、不足以后，还应适当地给出合理性改进建议及努力方向。

（三）实用批评方法

1. 直截了当批评法　当被批评者的缺点、不足之处是显而易见的，通常可以选用直截了当的方式与被批评者沟通，但是要注意态度真诚，言辞恳切，语气和善。

2. “三明治”批评法　很多时候人面对“忠言逆耳”都会下意识地为自己辩护，否定别人的批评。为避免这种情况发生，可以采用“三明治”批评法，即先扬后抑，然后再进行表扬。具体做法：批评时，不直接开门见山地进入批评环节，而是先对被批评者进行肯定，循序渐进地进入主要话题，指出被批评者的问题或不足之处，这样被批评者心里比较能接受，也能够吸取建议。最后再给予鼓励，使被批评者在学习和工作中保持积极的态度。

3. 现身说法批评法　如果批评者用自己曾经的经历、亲身感受，让被批评者感受到自己的缺点、存在的问题，也曾经困扰过批评者。这种现身说法的方式可以拉近与被批评者的距离，被批评者也更容易接受对方给出的意见和建议。

此外，还可以采用期望法、协商法、幽默法等既不伤害对方自尊又能够起到教育、警示作用的批评方法。

考点 实用批评方法

二、理性看待拒绝

（一）敢于拒绝

在人际交往中，人们不可避免地要面对他人的请求或要求，可能是帮忙，可能是借钱，也可能是在工作中让给他人一些机会等。对于不合理的要求或者不愿意去做的事，很多时候，人们会不好意思直接拒绝，因为怕得罪人、怕伤人面子，想在对方心中留下好印象，归根结底就是担心拒绝直接或间接影响双方的人际关系。但是如果不拒绝，那么忙于应付会让自己很疲惫，可能会被别人误会是爱巴结、爱讨好的人。如果遇到一些超出自己能力或者是违反原则的事，不懂拒绝还会让自己遇到麻烦甚至是触及法律底线。

面对自己做不到的事、不愿意做的事或者做了会违背原则的事，就应该“快刀斩乱麻”。当想清楚对方提出的请求、要求必须拒绝，那么就要沉着冷静地想想用什么合适的方法拒绝对方，才能减少对人际关系的负面影响。反之，若不懂得委婉地回绝，采用含糊不清的方式拒绝，则很容易让对方误解，或是误解为自己没有被拒绝，或是误解为你是个不肯帮忙的人，这些都会伤到对方的自尊心，导致人际关系恶化。

其实，生活中拒绝与被人拒绝，可以说是司空见惯的事情。在人际交往中，每个人都会有寻求合作、寻求帮助的时候。那么，就应该用一种平常的心态来看待拒绝与被拒绝，不管自己是拒绝别人的时候，还是被拒绝的时候，都应该多设身处地为别人着想，理解别人的难处。

（二）拒绝的艺术

被人拒绝的感觉不好，尤其是被不善于沟通的人拒绝时，直白的语言会影响被拒绝者的情绪，让其心理感到不适。因此，应采用恰当方式拒绝他人。

1. 拒绝之前先倾听　在说出拒绝的话之前，一定要耐心地听对方说出的请求或要求，让他感受到被尊重。并且在倾听的过程中，也思考下一步自己要怎样沟通才能最大限度地降低对双方关系的负面影响。

2. 说出拒绝的理由　如果你用“我没时间”“我做不到”这样的话直接回绝别人，对方就会误以为你有帮助别人的能力，只是主观上不想提供帮助。面对别人的求助，应让对方感受到你是受客观因素的限制才无法提供帮助，不然你一定会伸出援手。如果是自己能力不够，也要第一时间告诉对方，避免让对方希望落空。拒绝时，应该真诚地解释自己的为难之处，以期获得对方的理解。

3. 换位思考，委婉表达　在拒绝他人时，还应站在对方的角度考虑，即使拒绝的理由是真诚的，但是仍会让对方有失落感。因此仅仅说出拒绝的理由是不够的，还应用“我非常想帮助你，但是……”“实在抱歉，没能帮到你”等充满歉意的语言委婉地表达，让对方感受到你对彼此关系的珍视。例如，医护人员在面对患者家属送的礼物时，可以说：“实在抱歉，我不能收您的礼物，这是医院的规定。请您放心，所有的医护人员都会尽全力救治您的家人，这是我们应该做的。”这样的方式，既委婉地拒绝了患者家属，同时又让对方增加了对医护人员的信任。

4. 给出合理性建议　尽管运用了委婉的方式拒绝对方，但是被拒绝仍然会让对方感觉有一些不舒服。因此，在拒绝他人后，若能给出一个切实可行的方案，或给予一个合理性的建议，帮助他解决一些实际问题，可以进一步缓解对方心理上的不适，最大限度地维系彼此良好的人际关系。如果当时不能给出合理性的建议，也可以在以后的学习、生活和工作中，主动关心对方，或者有机会能在其他方面给予对方帮助。

三、恰当否定在人际交往中的作用

在人际交往中，如果只有赞美、认同等肯定性的语言，是不能让组织成员意识到自身存在的缺点、问题并及时改正的。根据辩证理论，发展的实质是事物的前进和上升，新事物的产生和旧事物的灭亡。从某种意义上说，“否定”是一种积极的、进步的、变革的力量。例如，善用批评和拒绝的艺术，就是恰当否定的一种沟通技巧。

1. 慎重使用　尽管否认很常见，但在人际交往中，人们更愿意用肯定来表达，因此，在没有确定的情况下，不要随意否认。若否认时可以说：“如果我记得没错，这件事情应该是……”“如果不是这样的，那就是……”

2. 双重否定　在语言沟通中，有时使用双重否定，会比直接肯定的语气更为强烈。例如，“如果再不抓紧，就不能完成此项任务啦！”“您如果不想一直忍受病痛的折磨，就一定要配合我们积极治疗，才能尽快康复！”

第 3 节　化解人际冲突

案例 4-3

患者，男性，86 岁，因慢性病到医院复查，安排住院接受治疗。一次护理人员小李查房时，对患者介绍口服药的注意事项，因患者听力减弱，没听清，希望小李复述一遍，小李很耐心地提高音量又复述了一遍，此时患者突然情绪激动，指责小李对待老年人不耐烦，随后对小李进行投诉，小李感到非常委屈。

问题： 1. 你认为小李为什么被投诉？

2. 发生冲突的原因是什么？

一、人际冲突产生的原因

人际冲突是人与人之间，由于目标、观念、利益、需求、文化背景等不一致或沟通不良而引发的相互排斥、抵触、争执、对抗和争斗的现象。在人际交往中，人际冲突是一种十分普遍的现象。

人际冲突产生的原因很多，有的是因为沟通双方各自的立场、目的、看问题的角度不同。例如，在网络购物中，电商希望每件产品售出获得更多的利润，而消费者则希望每件产品售价越低越好，这是因为电商和消费者都站在自己的立场考虑问题；“盲人摸象”的故事中，摸到大象耳朵的盲人说大象是扇子，摸到象腿的盲人说大象是柱子……这是因为每个盲人看待问题都有自己的角度。还有一些人际冲突的产生是因为沟通双方的生活背景不同、生活阅历不同、受教育程度不同等，这些差异会导致在对待同一件事情上，大家的看法及处理方式大相径庭。例如，在一个家庭中，家长和子女年龄、认知等方面存在差异，使得家长会因为子女的学业、交友选择等方面，和子女出现亲子关系不融洽的情况；在班集体中，由于兴趣、性格的不同，会导致同学之间因为一些小事产生矛盾；在临床护理工作中，有时候护士和患者（或患者家属）之间会因为患者的性格、年龄、文化背景等差异而产生摩擦或者意见分歧。此外，在人际交往中，有时沟通不当、缺乏交流等也会使交往双方关系紧张，导致人际冲突的产生。

考点 人际冲突产生的原因

二、人际冲突的类型及作用

（一）人际冲突的类型

人际冲突主要有隐性冲突和显性冲突两种表现形式。隐性冲突，主要表现为心理上和情感上的对立。例如，有的人看似从不愤怒，但是对别人态度冷漠，不善于表达自己的情绪，这种处事方式会使对方感到非常不舒服；有的人说话时有意无意地总是打压贬低别人，讽刺、挖苦的语言经常激怒对方；还有的人以自我为中心，忽视、不尊重别人……这些隐性冲突的共同特点是沟通一方充满负面情绪，传递给对方满满的负能量，从而逐步破坏交往双方和谐的人际关系。而显性冲突，主要表现为行为上的对抗、侵犯、伤害等。例如，家人之间或者在一个宿舍的同学之间，因共同生活领域的琐事发生言语冲突；在列车上，有的乘客打电话声音太大，引起其他乘客的不满，由此产生言语或肢体上的冲突。

（二）人际冲突的作用

1. 积极的作用　在学习和工作中，有时候人际冲突会激发组织成员的积极性、主动性、创造性，以及他们的责任感。恰当、适度的人际冲突能够提升组织成员的创新意识，使组织成员能够齐心协力，并肩奋斗，最终达成共同的目标。

2. 消极的作用　在学习、生活和工作中，人际冲突很多时候会有一定的消极作用。例如，在一个家庭中，父母、长辈与子女的内心深处都期待着有亲密、和谐的亲子关系。但存在一些客观原因，使亲子关系紧张。有的是因父母工作忙、家庭琐事多等，导致家长与子女平时沟通少，从而导致关系疏离；有的是因为家长对子女的教育方式不恰当导致亲子关系不融洽。

当亲子关系疏离、不融洽时，面对子女的学业、日常生活安排、交友选择等，子女与父母观念不同，就容易产生矛盾和冲突，这时亲子关系会遭到更严重的破坏。很多同学可能还遇到过，在学校和他人交往时，因为一些琐事，同学之间产生意见分歧、争论、对抗，导致发生不同程度的人际冲突。

三、人际冲突对人际关系的影响

马斯洛的需求层次理论认为，当生理需要和安全需要得到基本满足以后，人们就希望得到关爱和照顾，具体体现在对和谐人际关系的向往，这是爱与归属的需要。无论在家庭、学校还是在工作中，如果人际关系紧张，并且上升到人际冲突时，就会对人际交往造成严重的影响。

很多中职学生，刚入学时，都想尽快融入集体，尽快被老师和同学接纳。在一个集体中被接纳、被认可，就会心情愉悦。但如果平时不注重交往礼仪，做事考虑他人少、考虑自己多，就容易产生人际冲突，影响正常的人际交往。这样的人际冲突没有及时得到化解，不仅对学生个体的社交有影响，还会破坏班集体的和谐。有很多住宿的学生，由于来自不同的家庭，不同的成长环境，生活习惯、处事方式会有很多不同，在宿舍这个共同的生活领域中，有的同学无法接受其他人与自己的"不一致"，就和室友产生人际冲突。冲突双方的负面情绪，致使心理压力逐渐增大，甚至可能从言语中伤发展到拳打械斗。

链 接

无法消除的"钉眼"

有一个男孩脾气很坏，于是他的父亲就给了他一袋钉子，并且告诉他，发脾气的时候就钉一颗钉子在后院的围篱上。第一天男孩钉下了 37 颗钉子，后来钉下的钉子数量慢慢减少。终于有一天这个男孩再也不会失去耐性乱发脾气，父亲告诉他，当他能控制自己的脾气的时候就拔出一颗钉子。当男孩把所有的钉子都拔出来时，看着围篱上的洞，父亲告诉他："围篱不能恢复成从前的样子，就像生气的时候说的话一样留下了疤痕。"

四、如何正确处理人际冲突

（一）正确处理学习和生活中的人际冲突

家庭、学校或者职场中常见的人际冲突，其产生大多是源于遇到其他人和自己的想法不一致、意见不同时，大部分人都会希望对方能够做出一些改变。如果沟通的双方都抱着这种想法，那人际冲突就无法避免。实际上，很多时候人们无法改变他人，只能改变自己。当与家人、朋友、同学产生人际冲突时，我们其实可以尝试改变自己的沟通策略。

1. 要理智面对待解决的问题　如果想化解人际冲突，并解决真正要面对的问题，就一定要理智地想一想，沟通的目的是什么，是为了证明自己是正确的，对方是错误的吗，如果把精力都放在谁对谁错上，就偏离了初衷。因此，在冲突已经产生时，首先要尽量减少"我觉得××是对的""你的××想法是错的"这种以自我为中心，并且否定对方的语言。

2. 换位思考，理解对方真实的想法　首先控制自己的情绪，站在对方的角度去思考，如果剔除对方负面情绪的表述之后，对方的真实想法到底是什么，并且还要将自己第一时间想说出口的那些含有攻击性的表述方式调整为非攻击性的表述，要让对方感受到你是站在他的角度为他着想。例如，在患者对护理工作产生抱怨时，护理人员应该首先思考患者情绪不稳定的原因是什么。通过沟通，引导患者表达自己内心的想法，并让患者感受到护理人员也是站在患者的角度去开展各项护理工作的。

3. 分享自己的观点　通过换位思考，理解了对方的真实想法后，不妨尝试让对方知道你对于其真实想法的理解和认同，让他感受到你真诚待人的处事方式。当对方感受到你的理解并接纳你之后，再适时将自己的想法进行分享，并征求对方的合理性意见和建议。

4. 求同存异　当人们遇到分歧和冲突时，常常把注意力集中在分歧点，而忽略了问题的共同点。因此，寻找共同点是解决分歧和冲突的一种有效途径。在寻求共同立场的过程中，人们能够更好地了解彼此的看法。在面临冲突与差异的时候，寻找共同点的同时，更要尊重彼此的权益与立场，通过协商求同存异，最终达成共识。

（二）护患冲突的处理原则及沟通技巧

1. 护患冲突的处理原则

（1）“以患者为中心”原则　医护人员要充分尊重、关心和体贴患者，尽可能地满足患者的合理需要，日常的工作中要有积极主动构建和谐护患关系的意识。

（2）倾听原则　在护患冲突发生时，患者的情绪波动一般比较大。为了更好地理解整个事情的经过，护士首先应倾听患者的心声，充分了解造成患者产生不良情绪的原因。应在倾听的过程中，适当反馈，让患者感受到被重视，避免冲突的进一步升级。

（3）换位思考原则　当护患冲突产生时，医护人员应先站在患者的立场上，以平和的心态与患者交流。患者患病期间，生理疼痛、心理波动、经济状况等诸多因素都会影响其沟通行为，这就需要医护人员换位思考，对患者多一些理解和包容，在护患冲突产生时才能有效地化解。

（4）尽早干预原则　应关注护患关系的变化，一经发现护患关系紧张，应第一时间干预。如果可以防微杜渐，在护患冲突产生前就进行干预，可以避免护患关系的破裂。

（5）积极处理原则　当护患冲突产生时，医护人员应积极面对，及时沟通。若患者对当事医护人员有很大的成见，要及时调整，由其他医护人员与患者沟通，避免护患关系进一步恶化。

2. 处理护患冲突的沟通技巧　在护理工作中，良好的沟通能力和娴熟的护理操作技术同样重要。面对不同的患者及家属，护士在陈述护理服务的过程中，应采取相应的沟通方式，尽量避免护患冲突的出现。受各种因素影响，如护患冲突产生，应采用恰当的沟通技巧化解护患冲突。

（1）认真地对待患者或患者家属的申诉，让其感受到医护人员是真心想要解决矛盾的。

（2）医护人员应注重对患者的人文关怀，用和善的语气耐心解释，并注重运用恰当的非语言沟通技巧，让患者或患者家属感受到被理解和认同。

（3）在面对护患冲突时，要体现医护人员的职业素养，即使患者或患者家属责难，也尽量控制自己的情绪，心平气和地与患者或患者家属交流。对于患者或患者家属提出的意见，可求同存异，在不影响医院规章制度的前提条件下，适当改进工作方法让患者及患者家属满意。

（4）仔细聆听患者或患者家属的表述，从其表述中发现冲突产生的根源，从而更好地理解患者或患者家属的心理。当护患双方暂时出现分歧时，在不违反原则、不影响患者健康的前提下，可以暂时搁置争论，待双方都平静下来再阐述自己的想法和意见。

（5）医护人员应尊重并维护患者的知情权。让患者清楚了解护理程序、病情及医疗费用等情况。针对患者病情的各种检查、治疗方案、手术都应征得患者或患者家属的同意。涉及技术方面的问题，应当按照标准的流程来处理，如协商、和解、鉴定，以及公正的法院裁决。对于少数经沟通、协商仍不能按照正常的规范程序来解决的护患冲突，应采用法律手段，及时阻止和控制医闹，从而维持正常的医疗服务秩序。

考点 处理护患冲突的沟通技巧

自 测 题

A_1/A_2 型题

1. 下列关于赞美的作用描述错误的是（　　）
   A. 恰如其分地赞美，有助于增进友谊
   B. 赞美是虚伪的阿谀奉承
   C. 有助于协调人际关系
   D. 体现了对别人的尊重、期望和信任
   E. 有助于改善人际沟通的效果
2. 下列关于赞美技巧的运用，恰当的是（　　）
   A. 护士长对护士小芳说："您工作很认真，我在您身上学到了很多。"
   B. 护士小丽对患者王奶奶说："你还挺乖的，这几天都能按时吃药了。"
   C. 科室领导通知小赵，她试用期结束被医院正式录用。小赵对科室领导说："感谢领导栽培，是您领导有方，我才能这么快胜任工作。"
   D. 一名中职学生在数学课上对任课老师说："你可真聪明，用如此简单的方法讲解这道题。"
   E. 小明的爸爸被单位评为劳模，他对爸爸说："爸爸，你真是年少有为，要继续加油哦！"
3. 护士长问护士小王和小张："护师考试成绩现在可以上网查询了，你们俩查没查，考过了吗？"护士小张有点沮丧，说："护士长，我这次没考好。"护士小王本想告诉护士长，自己查询过，已经通过了护师考试，听到小张的回答，顿了一下，说："我还没查呢，打算下班回家再查。"对于护

士小王的评价，以下选项中不准确的是（　　）

A. 小王不应该隐瞒，应该实话实说，让护士长和小张知道自己通过了护师考试

B. 小王不向失意的人展示自己的得意，这样的沟通方式比较恰当

C. 小王在沟通中，非常注意考虑别人的感受

D. 小王虽然没说实话，但这是善意的谎言

E. 小王是一个在人际交往中很注重别人感受的人

4. 刚到实习岗位三天的实习生小丽因为技术不娴熟被患者家属投诉，护士长了解情况后找到小丽，她首先肯定了小丽的理论基础很扎实，然后指出了小丽目前操作中仍存在的问题，最后鼓励小丽认真练习实践操作，一定会得到患者及患者家属的认可。护士长采用的沟通技巧是（　　）

A. 真诚赞美法

B. 鼓励法

C. 直截了当批评法

D. “三明治”批评法

E. 现身说法批评法

5. 护理实训课上，实训教师演示完让同学们练习。在练习时，实训老师发现小薇不够认真。下课后，单独找她沟通：“小薇同学，老师讲完马上认真练习，才能掌握相应的操作技能。十几年前老师还是学生的时候，偶尔也偷懒不好好练习，后来在实习的时候耗费了很多精力再练习才能被带教老师认可，老师希望你不要犯同样的错误。”实训老师采用的沟通技巧是（　　）。

A. 真诚赞美法

B. 鼓励法

C. 直截了当批评法

D. “三明治”批评法

E. 现身说法批评法

6. 以下对人际冲突的表述错误的是（　　）

A. 当人际冲突产生时，应首先控制自己的情绪，站在对方的角度去思考，如果剔除对方负面情绪的表述之后，对方的真实想法是什么

B. 在学习和工作中，有时候人际冲突会激发出组织成员的积极性、主动性、创造性，以及他们的责任感

C. 面对人际冲突，如果处理得当，可以求同存异，找到双方都满意的解决方案

D. 在人际交往中，人际冲突的产生只会起到消极作用

E. 面对沟通不当、意见不同导致的冲突，在处理时应尽量避免冲突扩大

7. 一位老年患者听力减弱，要求护士小李反复讲述一项护理操作前的解释，当小李复述第三遍时，担心患者听不清，因而提高了音量。患者误会小李是不耐烦，情绪激动，投诉到护士站。此案例中，护患冲突产生的原因是（　　）

A. 小李复述的遍数太多了

B. 小李复述第三遍的时候没有控制好音量，声音过大，因此被患者误会没耐心

C. 患者不相信小李的护理技术

D. 患者不想让小李做护理操作前的解释

E. 小李不需要做护理操作前解释，因此是小李做了不该做的工作引起患者的不满

8. 以下选项中，可以提升患者信任度的是（　　）

A. 护理人员在护理操作前进行解释时，运用过多的专业术语，患者很多听不懂

B. 护理人员进行护理操作的同时，耐心为患者解释此项操作的治疗作用

C. 护理人员在为患者进行静脉输液时，由于紧张导致进针速度过慢，让患者感到疼痛

D. 一名实习护士操作技能不熟练，在为患者进行静脉输液时，多次进针失败

E. 护理人员由于工作繁忙，未能对患者的提问及时答复

（孙　畅）

实践训练

实践训练 1-1　趣味传话筒

【实训主题】

趣味传话筒。

【目标任务】

通过分析信息误传失真的原因，进一步理解人际沟通的影响因素。

【活动准备】

学生分组，按教室座位，每一纵行的学生为一组。

【活动时长】

20 分钟。

【具体步骤】

1. 教师给每一纵行的第一位学生说一句话，并请该学生准确记住这句话。

2. 教师下达传话口令。

3. 各组第一位学生听到口令后，立即用耳语将话传给后面的学生，后面的学生依次往后传。注意：传话时必须耳语轻声，不能让第三个人听见。

4. 各组传话到最后一位学生时立即举手示意，老师记下先后顺序。

5. 各组均完成传话之后，以完成先后为序，由各组最后一位学生把自己听到的话大声说出来，并与第一位学生的原话核对，以迅速准确的小组为优胜组。

6. 凡传话有误的小组讨论分析传话失真的影响因素有哪些。

实践训练 1-2　沟通“破冰”训练

【实训主题】

沟通“破冰”训练。

【目标任务】

通过观察周围社交能力出众的人如何“破冰”，快速打开沟通局面，加深理解沟通的不同层次，掌握进行一般性沟通的方法。

【活动准备】

课前观察周围人际关系良好、善于沟通的同学、家人与他人交谈的过程，也可针对性进行访谈，每人总结 3～5 句开场白用语或 3～5 种沟通“破冰”的方法。

【活动时长】

15 分钟。

【具体步骤】

1. 小组讨论　学生分组，小组交流选出 3 句最佳开场白或 3 种“破冰”方法，形成小组报告。

2. 小组汇报　各小组派代表进行汇报分享。

3. 教师点评　教师点评各小组报告，总结常用沟通“破冰”策略。

4. 学生练习　各小组按照教师讲解“破冰”策略进行组内对话表演练习。

实践训练 1-3 体验影响人际沟通的生理因素

【实训主题】

体验影响人际沟通的生理因素。

【目标任务】

通过进行护士与老年患者沟通的情景表演，体验老年患者的感受，分析护士与老年患者沟通的注意事项，加深理解个人因素中生理因素对人际沟通的影响。

【活动准备】

老年患者扮演者准备耳塞、老花镜；护士扮演者着护士装。

【活动时长】

15 分钟。

【具体步骤】

1. 情景表演

护士普通音量，语速较快。

李某，女性，82 岁，因腹痛待查入院。患者入院后，医生为患者开出了次日清晨抽血化验检查的医嘱。护士小王根据医嘱，向患者解释。

学生甲塞耳塞、戴老花镜，饰演患者李奶奶；学生乙着护士装，饰演护士小王。

小王："李奶奶，您好，我是您的责任护士王××，您可以叫我小王。请问，您是 3 床的××吗?"

李奶奶："啊？什么事？"

小王："根据您的病情，医生给您开了化验单，要为您抽血检查，您今天晚饭后到明天抽血前，不要吃任何东西，等着抽血。明天早晨 6 点左右我来给您抽血，好吗?"（说完把化验单递给李奶奶）

李奶奶："好。"（接过化验单，扶了扶眼镜，看不清楚，迟疑地点了点头）。

看到李奶奶点头，小王就转身走了。

次日清晨，小王来为患者抽血，发现李奶奶正在吃早点。小王见状生气地说："还没抽血，您怎么就吃早餐了！"

2. 演员谈感受

李奶奶扮演者谈一谈老年患者的感受，护士小王扮演者谈一谈沟通失败的感受。

3. 小组讨论

（1）你认为护士小王沟通失败的原因是什么？

（2）影响本次人际沟通的个人因素有哪些？

（3）如果你是患者的责任护士，你会如何与患者进行沟通（可重新进行表演）？

实践训练 1-4　体验影响人际沟通的情绪因素

【实训主题】

体验影响人际沟通的情绪因素。

【目标任务】

通过角色扮演，加深理解情绪因素对人际沟通的影响。

【活动准备】

熟读情景剧本，揣摩同一内容不同情绪的表达方法。

【活动时长】

15 分钟。

【具体步骤】

1. 情景表演

普通音量。

小张和小罗是住在同一宿舍的实习护士。小张内向，小罗外向。由于性格的差异，两人经常因为一些小事发生矛盾。为此，心直口快的小罗常常感到内疚。为了更好地相处，小罗决定从日常小事的沟通做起。今天，小罗觉得宿舍有些热，想打开房门，按照以往的习惯，小罗会直接把门打开。但转念一想，应该征求一下小张的意见，怎样说才能让感情细腻的小张听了更舒服呢？小罗克制住了自己的急脾气，静静地想了下面几种说法。

（1）“小张，把门打开!”

（2）“小张，请你把门打开!”

（3）“小张，请你把门打开，好吗?”

（4）“小张，你可以开一下门吗?”

（5）“小张，我觉得屋子有些热，你可不可以把门打开?”

（6）“小张，你觉得屋子热吗？我觉得有些热。如果你也觉得热，方便的话，可不可以把门打开?”

2. 小组讨论

（1）分析上述语句分别表达了什么样的情绪？推测听者小张的感受及沟通效果。

（2）如果你是小罗，你会选择上述哪种说法，为什么？

（3）结合自己的生活实践，请每位同学谈一谈情绪因素对人际沟通的影响。

实践训练 2-1 自我介绍

【实训主题】

自我介绍。

【目标任务】

1. 了解新生入学、在生活中结识新朋友等不同情境中自我介绍的不同特点。

2. 通过自我介绍的训练，灵活运用人际认知效应。

【活动准备】

1. 每位学生准备一份入学自我介绍讲稿（或结识新朋友时自我介绍的开场白）。

2. 教师选择一位学生作为本次实践训练的主持人，主持人准备讲稿。

【活动时长】

40 分钟。

【具体步骤】

1. 教师介绍不同场景时自我介绍的内容与特点

（1）入学时自我介绍内容　①介绍自己的姓名、民族、家乡及家庭概况。这些内容的介绍要精练。②介绍自己的爱好、性格特点、理想等。介绍自己的爱好、性格特点时，可以通过具体、典型的事例来体现。③谈一谈自己入学后的学习及生活计划等。入学自我介绍时长 2～3 分钟。

（2）结识新朋友时的自我介绍内容　①介绍自己的姓名，简单说出自己的名字的由来。②介绍自己的身份或职业，以便对方进一步了解自己。③谈一谈自己的兴趣爱好：可以分享一些自己的兴趣爱好，和对方寻找共同话题。④介绍自己性格特点：如开朗、热情、乐观等，以便对方了解自己的性格。结识新朋友自我介绍时长 2～3 分钟。

2. 学生逐一进行自我介绍，场景自拟。

3. 活动小结

（1）你感觉本次自我介绍成功吗？

（2）你记住了哪（几）位同学（朋友）的自我介绍？他们介绍的哪些内容让你印象深刻？

实践训练 2-2　主动-被动型护患关系情景模拟训练

【实训主题】

主动-被动型护患关系情景模拟训练。

【目标任务】

1. 掌握主动-被动型护患关系模式的适用人群。

2. 通过情景模拟体验护士与患者、患者家属等不同人群的人际关系。

【活动准备】

1. 用物准备

（1）教师准备案例（适用于主动-被动型护患关系模式的患者案例，如昏迷患者）。

（2）护士服、患者服装、口罩等。

2. 环境准备　模拟病房（病床、床旁桌、床旁椅等）。

3. 教师选择一位学生作为主持人，主持人准备讲稿。

【活动时长】

40 分钟。

【具体步骤】

1. 教师提前发放案例并对案例内容进行分析讲解，然后将学生分成若干组，每组 4～6 人。

2. 各组进行角色扮演，其他组学生观看，直至所有小组情景模拟结束。

3. 每个小组对其他组的表演进行点评（或评分）。

4. 教师对每组情景表演进行点评（或评分）。

5. 活动小结

（1）你认为本组情景表演成功吗？对自己的表现满意吗？有什么优点（或有待提高之处）？

（2）你记住主动-被动型关系模式的适用人群了吗？护士与患者、患者家属之间关系有哪些特点？

【情景模拟】

案例 1：患儿，女性，2 岁，因腹泻入院，父母带着患儿入院。医嘱：禁食一天。作为一名责任护士，请你与患儿父母沟通并取得患儿及其家属的理解和配合。

案例 2：患者，男性，47 岁，小学文化，因车祸致昏迷急诊入院。目前住在 ICU，病情稳定。作为一名护士，请你为患者进行翻身，预防压疮的发生。

案例 3：患者，女性，79 岁，老年痴呆，因肺部轻度感染入院，其子女因工作无法照护。作为护士长和责任护士，请你们为患者做晨间护理。

案例 4：患者，女性，49 岁，肝癌晚期伴食管胃底静脉曲张出血，由于病情危重，患者休克至今未醒。作为责任护士，请你为患者做口腔护理。

实践训练 2-3 指导-合作型护患关系情景模拟训练

【实训主题】

指导-合作型护患关系情景模拟训练。

【目标任务】

1. 掌握指导-合作型护患关系模式的特征和适用人群。

2. 通过情景模拟体验护士与患者、患者家属等不同人群的人际关系。

【活动准备】

1. 用物准备

（1）案例准备 教师准备案例（适用于指导-合作型护患关系模式的案例，例如，普通外科手术后患者）。

（2）护士服、患者服装、口罩等。

2. 环境准备 模拟病房（病床、床旁桌、床旁椅等）。

3. 教师选择一位学生作为主持人，主持人准备讲稿。

【活动时长】

40 分钟。

【具体步骤】

1. 教师提前发放案例，并对案例内容进行分析讲解，将学生分成若干组，每组 4～6 人。

2. 各组进行角色扮演，其他组学生观看，直至所有小组情景模拟结束。

3. 每个小组对其他组的表演进行点评（或评分）。

4. 教师对每组情景表演进行点评（或评分）。

5. 活动小结

（1）你认为本组情景表演成功吗？对自己的表现满意吗？有什么优点（或可以提高之处）？

（2）你记住指导-合作型关系模式的适用人群了吗？护士与患者、患者家属之间关系有哪些特点？

【情景模拟】

案例 1： 患者，男性，59 岁，因肺癌由妻子陪伴入院。患者对医院环境陌生、担心疾病治不好，心情低落。作为责任护士，请你为患者做入院介绍。

案例 2： 患者，男性，17 岁，因急性肾小球肾炎入院。明日早晨准备留取静脉血标本检查肾脏功能。作为一名护士，请你为患者介绍留取标本的相关注意事项。

案例 3： 患者，女性，28 岁，因异位妊娠急诊入院手术。作为一名护士，请你对患者术后饮食护理进行指导。

案例 4： 患者，女性，63 岁，因阑尾炎入院手术治疗。患者明日出院，作为责任护士，请你为患者做出院指导。

实践训练 2-4　共同参与型护患关系情景模拟训练

【实训主题】

共同参与型护患关系情景模拟训练。

【目标任务】

1. 掌握共同参与型护患关系模式的特征。
2. 掌握共同参与型护患关系模式的适用人群。

【活动准备】

1. 用物准备

（1）案例准备　教师准备案例（适用于共同参与型护患关系模式的案例，如慢性疾病患者）。

（2）护士服、患者服装、口罩、纸笔等。

2. 环境准备　模拟病房（病床、床旁桌、床旁椅等）。

3. 教师选择一位学生作为主持人，主持人准备讲稿。

【活动时长】

40 分钟。

【具体步骤】

1. 教师提前发放案例，并对案例内容分析讲解，将学生分成若干组，每组 4～6 人。
2. 各组逐一进行角色扮演，其他组学生观看，直至所有小组情景模拟结束。
3. 每个小组对其他组的表演进行点评（或评分）。
4. 教师对每组情景表演进行点评（或评分）。
5. 活动小结

（1）你认为本组情景表演成功吗？对自己的表现满意吗？有什么优点（或可以提高之处）？

（2）你记住共同参与型关系模式的适用人群了吗？共同参与型模式中护患关系建立的原则有哪些？

【情景模拟】

案例 1： 患者，男性，66 岁，因慢性阻塞性肺气肿入院。患者长期吸烟，认为吸烟没什么大不了。作为责任护士，请你针对患者做健康宣教，并和患者一起制订戒烟计划。

案例 2： 患者，女性，57 岁，因高血压入院。患者明日即将出院。作为一名护士，请你为患者介绍出院后监测血压的注意事项。

案例 3： 患者，男性，38 岁，公司高管。因诊断糖尿病入院。作为责任护士，请你与患者共同制订血糖控制方案。

案例 4： 患者，女性，63 岁，因脑栓塞入院，现已进入恢复期。患者左侧肢体偏瘫，作为责任护士，请你与患者共同制订康复计划。

实践训练 3-1 语言沟通能力训练

【实训主题】

语言沟通能力训练。

【目标任务】

更好地掌握语言沟通的技巧，学会在人际交往过程中应用，提升语言沟通能力。

【活动准备】

1. 教师准备

（1）准备医患沟通情景模拟若干个。

（2）准备良好护患沟通方面的视频。

2. 学生准备

（1）学生熟悉临床医患沟通情境，提前排练医患沟通流程。

（2）全班学生分为实践组和评议组，按照班级人数平均分组，每组4～6人；实践组进行角色扮演，评议组进行评议；下一轮过程中实践组和评议组互换角色。

【活动时长】

40分钟。

【具体步骤】

1. 学生观看良好护患沟通的视频，根据课堂所学内容，教师引导学生总结视频中所应用的沟通策略。

2. 教师展示模拟沟通情景。

3. 情景模拟。实践组对以下情景进行讨论和加工，遵循语言沟通的基本原则，设计出沟通策略并通过角色扮演进行展示。评议组进行评议。

4. 实践组与评议组角色轮换，由评议组进行角色扮演与展示。

5. 各组派代表谈感受，总结收获与不足。

6. 教师点评。

【情景模拟】

案例1： 患者，女性，45岁，因乳腺癌入院，心情低落，且有疑虑心理，不配合治疗，作为责任护士，你如何进行心理疏导工作。

案例2： 患者，女性，47岁，高中文化。因慢性再生障碍性贫血，住院20天。第三次入院治疗，患者长期承受着经济和心理的双重压力，认为自己的病不会好了，产生悲观情绪。责任护士小黄为患者注射时发现患者情绪不对，与患者进行交谈。

案例3： 患者，女性，20岁，学生，因阑尾炎住院。患者正在接受青霉素过敏试验，责任护士小曹做操作前解释、操作中指导、操作后嘱咐。

案例 4：患者，女性，9 岁，因急性肺炎入院。责任护士小赵发现患者正在闹情绪不吃饭，谁也不搭理。母亲在一旁哭泣，护士如何与患儿交谈。

案例 5：患者，女性，28 岁，剖宫产术后第一天的产妇，因害怕伤口疼痛不敢做翻身活动。作为责任护士，如何与该产妇进行沟通，让其配合你的工作，并进行翻身的指导。

案例 6：患者，女性，67 岁。因脑血管栓塞入院，现已进入恢复期。患者右侧肢体瘫痪，护士鼓励她进行肢体功能锻炼，但患者认为治病以药物为主，不肯配合。责任护士小李与患者交谈。

实践训练3-2　演　　讲

【实训主题】

演讲。

【目标任务】

1. 学会运用演讲的基本技巧。

2. 锻炼学生口才，增强学生自信心。

3. 引导学生将所学知识运用到生活中，培养学生敢于表达的人际交往能力。

【活动准备】

1. 教师准备

（1）网上查找公开发布的优秀演讲视频，让学生领悟优秀演讲者所用的语言技巧。

（2）拟定演讲主题范围。例如，“我的职业我做主”“慎独”“珍爱生命”“我爱我的家乡”等参考主题。

（3）制订演讲评分标准。

（4）选出学生评委，对演讲进行打分。

2. 学生准备

（1）提前观看优秀演讲视频，学习领会演讲者的演讲技巧。

（2）根据选题范围确定主题，每位学生写一篇演讲稿。

（3）全班分组讨论，每组选出1名代表参加全班演讲。

（4）参加演讲者提前进行演讲练习。

（5）做好形象设计：化淡妆，着职业装，干净整洁，仪表大方，举止得体。

【活动时长】

40分钟。

【具体步骤】

1. 教师先对课前发布的优秀演讲视频进行分析讲解，帮助学生再次复习巩固课堂所学内容。

2. 分组讨论与演讲准备。根据班级人数，对学生进行平均分组，4～6人一组讨论，进一步修改完善演讲稿，提升演讲技巧，进行“包装”，选定演讲者进行演讲练习准备。

3. 每组演讲代表在讲台进行演讲，学生评委现场打分，评分标准自定。

4. 学生点评演讲亮点，开展交流讨论。

5. 教师公布演讲得分及名次，并进行总结、点评。

实践训练 3-3　个人简历书写

【实训主题】

个人简历书写。

【目标任务】

1. 学会书写个人简历。
2. 提高书面语沟通能力。

【活动准备】

1. 教师准备

准备个人简历模板。

2. 学生准备

根据班级人数，将学生进行平均分组，4～6 人一组。

【活动时长】

40 分钟。

【具体步骤】

1. 每位学生参考个人简历模板书写一份个人简历。
2. 每组选出本组同学中写得最为理想的个人简历进行阅读。
3. 本组同学说出自己组员书写的优点。
4. 其他组指出缺点和不足及讨论怎样更有效地进行书写。
5. 综合所有组学生的优缺点，教师进行点评。
6. 让每位学生写出最适合自己的个人简历。
7. 教师对个人简历书写进行总结。

实践训练 3-4 角色扮演

【实训主题】

角色扮演。

【目标任务】

初步掌握非语言沟通方式在医护工作中的运用。

【活动准备】

1. 教师准备

（1）准备医患之间非语言沟通情景模拟若干个。

（2）准备医患之间非语言沟通方面的视频。

2. 学生准备

（1）学生熟悉临床医患非语言沟通情景，提前排练医患沟通流程。

（2）全班学生分为实践组和评议组，按照班级人数平均分组，每组 4～6 人；实践组进行角色扮演，评议组进行评议；下一轮过程中实践组和评议组互换角色。

【活动时长】

40 分钟。

【具体步骤】

1. 学生观看视频，根据课堂所学内容，教师引导学生总结视频中所应用的非语言沟通策略。

2. 情景模拟。实践组对以下情景进行讨论和加工，通过角色扮演进行展示。评议组进行评议。

3. 实践组与评议组角色轮换，由评议组进行角色扮演与展示。

4. 各组派代表谈感受，总结收获与不足。

5. 教师点评。

【情景模拟】

案例 1： 患者，女性，75 岁，因头晕呕吐入院，作为其责任护士，请你为其测量血压。

案例 2： 患者，女性，7 岁，因慢性再生障碍性贫血入院治疗，作为其责任护士，请你为其发口服药。

案例 3： 患者，女性，21 岁，大学生，因急性阑尾炎住院。作为其责任护士，请你接待她入院。

案例 4： 患者，女性，31 岁，即将分娩。作为其责任护士，请你护理这名即将分娩的产妇。

实践训练 4-1 你 夸 我 笑

【实训主题】

你夸我笑。

【目标任务】

通过寻找身边同学的闪光点，体会运用“赞美”的沟通技巧，能起到构建和谐人际关系的作用。

【活动准备】

1. 每位同学准备 5 张彩色心形卡片。
2. 将每张心形卡片一面贴上双面胶。
3. 教师准备背景音乐。

【活动时长】

30 分钟。

【具体步骤】

1. 教师组织学生在每张“心意卡”上写出赞美一位同学的话。
2. 当 5 张“心意卡”都写好后，学生将自己准备好的“心意卡”，贴在相应同学衣服上。
3. 谈活动感悟

（1）当你把卡片贴到同学身上的时候，你觉得自己有收获吗?

（2）当他人把卡片贴到你身上的时候，你有什么感受?

4. 教师点评。

实践训练 4-2 “三明治”批评法

【实训主题】

“三明治”批评法。

【目标任务】

通过运用“三明治”批评法，体会运用好“批评”的沟通技巧，可以使学生间的友谊更进一步。

【活动准备】

1. 教师根据授课班级的实际情况课前准备如下题签

（1）A 同学平时积极参加学校组织的各项文艺活动，一次因演出前忙于排练而未能及时提交护理礼仪作业。护理礼仪课代表运用“三明治”批评法与 A 同学沟通。

（2）B 同学学习刻苦，期末考试前为了复习备考，而拒绝参加全班合唱比赛的集体活动。班长运用“三明治”批评法与 B 同学沟通。

（3）C 同学是住宿生，平时与同学相处得很好，近期因忙于参加学校组织的护理技能比赛，而没有认真完成宿舍值日中的劳动任务。寝室长运用“三明治”批评法与 C 同学沟通。

2. 学生两人为一组，每组选择一个题签，按照实践训练主题准备模拟对话（也可根据本班实际情况，创作新的题签）。

【活动时长】

30 分钟。

【具体步骤】

1. 各组根据提前选定的题签，进行模拟对话。

2. 教师点评。

实践训练 4-3　千 推 万 阻

【实训主题】

千推万阻。

【目标任务】

1. 通过活动体会拒绝他人和被他人拒绝的感受。

2. 运用“拒绝的技巧”，练习如何拒绝他人的请求或要求。

【活动准备】

教师准备题签（也可根据班级实际情况，创作新的题签）

（1）A：想办法说服 B，将英语作业借给自己。
　　B：想办法拒绝 A 的不合理请求。

（2）A：想办法说服 B，将代表班级参加技能比赛的机会让给自己。
　　B：想办法拒绝 A 的不合理请求。

（3）A：想办法说服 B，和自己共进午餐。
　　B：想办法拒绝 A 自己不想做的事。

【活动时长】

40 分钟。

【具体步骤】

1. 学生两人一组，抽签后按题签要求完成模拟对话。

2. 学生互评。

3. 教师点评。

实践训练 4-4 化解人际冲突

【实训主题】

化解人际冲突。

【目标任务】

在情景模拟的过程中，体会运用恰当的沟通技巧化解人际冲突。

【活动准备】

1. 教师准备题签（也可根据班级实际情况，创作新的题签）

（1）请根据自己的亲身经历（或者身边的真实案例），模拟在一个家庭中，家庭成员产生了矛盾（或因为琐事使关系不融洽），通过恰当的方式，人际冲突最终得以化解。

（2）在一个宿舍的同学，来自不同的家庭，每个人都有自己的生活方式。当成为同寝室的舍友后，可能会因为一些琐事发生人际冲突。

2. 教师课前组织各小组组长抽签。

3. 各小组提交情景模拟脚本，教师审核并进行指导。

4. 各小组做情景模拟的各项准备。

【活动时长】

40 分钟。

【具体步骤】

1. 各小组展示。

2. 教师点评。

主要参考文献

戴尔·卡耐基，2015. 人性的弱点. 林杰，译. 北京：北京联合出版公司.

惠亚娟，2022. 人际沟通与交往. 第3版. 北京：科学出版社.

莫丽平，2022. 人际沟通. 第5版. 北京：科学出版社.

钱红敏，2015. 人际沟通. 北京：高等教育出版社.

钱红敏，余大敏，2022. 人际沟通. 第3版. 北京：高等教育出版社.

司马迁，2017. 史记. 逯宏，校译. 哈尔滨：哈尔滨出版社.

王惠珍，2012. 护理管理学. 北京：中国协和医科大学出版社.

王艳华，2018. 人际沟通. 北京：科学出版社.

王宇，高元杰，2018. 护理礼仪与人际沟通. 北京：人民卫生出版社.

肖丹，韩景新，2020. 人际沟通. 第2版. 北京：科学出版社.

张志钢，刘冬梅，2015. 人际沟通. 第3版. 北京：人民卫生出版社.

钟海，莫丽平，2016. 人际沟通. 第4版. 北京：科学出版社.

自测题参考答案

第 1 章

1. C　2. D　3. A　4. C　5. B　6. D　7. D　8. D　9. B　10. A　11. D　12. D

第 2 章

1. C　2. E　3. D　4. A　5. D　6. C　7. D　8. B　9. D　10. B　11. B　12. C　13. E　14. C　15. D　16. E　17. E　18. D　19. B

第 3 章

1. E　2. B　3. E　4. B　5. E　6. D　7. D　8. B　9. E　10. B　11. B　12. D　13. B　14. D　15. C　16. D　17. D　18. D　19. B　20. D

第 4 章

1. B　2. C　3. A　4. D　5. E　6. D　7. B　8. B